T0254189

Tijd voor zorg, zorg voor tijd

Gabriëlle Verbeek

Tijd voor zorg, zorg voor tijd

Tijdbesparend werken aan persoonsgerichte zorg

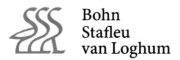

Bohn
Stafleu
van Loghum

Houten 2016

ISBN 978-90-368-1279-5   ISBN 978-90-368-1280-1 (eBook)
DOI 10.1007/978-90-368-1280-1

NUR 897
Basisontwerp omslag: Studio Bassa, Culemborg
Automatische opmaak: Scientific Publishing Services (P) Ltd., Chennai, India

Bohn Stafleu van Loghum
Het Spoor 2
Postbus 246
3990 GA Houten

www.bsl.nl

Inleiding

Het thema tijd

De kerntaak van zorgprofessionals is de zorg voor hun cliënt. Mensen in kwetsbare posities hebben een beroepsbeoefenaar nodig die echte aandacht voor hen heeft. Die niet onnodig de regie van cliënten overneemt en die het eigen werk zo inricht dat dit past bij de leefwijze en tijdsindeling van cliënten.

Zorgmedewerkers kunnen er veel aan doen om mensen 'in hun kracht te zetten' en ze te helpen een actief burger te zijn. Hiervoor is het nodig dat professionals niet haastig en onrustig werken, maar dat zij hun werkproces bewust organiseren. Het geven van aandachtstijd en werken vanuit compassie kan alleen als je als zorgprofessional goed uitkomt met jouw tijd.

Nogal wat zorgprofessionals vechten tegen de tijd. Zij komen voortdurend tijd te kort. Het is voor hen moeilijk om alle praktische taken te combineren met de juiste aandacht voor cliënten en het hanteren van werksystemen en administratie. De introductie van ICT en administratieve systemen is bedoeld om de uitvoering in het primaire werkproces te ontlasten. In de praktijk hebben zorgprofessionals niet altijd de juiste vaardigheden om nieuwe technologie en werkprocessen 'slim en slank' te hanteren, waardoor zij onnodig veel tijd kwijt zijn aan niet-cliëntgebonden taken.

Insteek

Dit boek verschilt op veel punten met de standaardwerken over timemanagement. Hoewel er veel tips worden gegeven, is het geen 'trucjes-boek'. Inzicht en bewustwording zijn belangrijker dan instructie als het gaat om goed omgaan met tijd. Er wordt rekening gehouden met persoonlijke tijdstijlen van mensen, en deze worden gerespecteerd.

In dit boek krijgen zorgprofessionals inzichten en handvatten waardoor zij hun tijd beter gaan besteden en met meer aandacht met hun cliënt bezig zijn. Hierbij wordt gebruikgemaakt van praktijkvoorbeelden en casuïstiek uit de zorg. Het doel is om zorgprofessionals te helpen om hun werk beter af te stemmen op de tijdstijl van de cliënt, maar ook om zelf vanuit rust te werken.

De volgende vragen staan centraal:

- Welke problemen hebben professionals en cliënten als het gaat om tijd voor zorg?
- Welke mogelijkheden zijn er om de zorg beter te laten passen bij de tijd en het leefritme van cliënten?
- Welke vaardigheden en competenties vraagt dit van zorgprofessionals?
- Wat zijn veelvoorkomende tijdkwesties en tijdvreters in de zorg?
- Hoe kun je hiermee omgaan in je werk?
- Hoe kun je als professional 'tijdsparend' werken?

De competenties in dit boek zijn gebaseerd op het praktijkprofiel *Tijd voor zorg, zorg voor tijd* (Verbeek 2014) en het promotieonderzoek naar tijdsbeleving en timing van zorg, *Zorg: een kwestie van tijd* (Verbeek 2011a).

De inhoud is getest in verschillende situaties, waaronder landelijke trainingen met V&VN en trainingen in verschillende beroepsgroepen (verzorging, verpleging, paramedici, artsen). Er is een experiment geweest met de leerstof in de Hogeschool Leiden en op de HAN.

Doelgroepen

De doelgroep is of wordt hbo opgeleid. Het boek is ook bruikbaar voor mbo+. Het gaat om studenten die opgeleid worden voor beroepen in de gezondheidszorg en de aanpalende sociale sector: hbo-v, paramedisch, medisch, ggz, welzijn gerelateerd aan zorg.

Het boek of onderdelen hiervan zijn bruikbaar in managementopleidingen, waaronder vervolgprogramma's AD/niveau Master, en voor zorgmanagement (BA) en coaching.

Opzet

In het boek behandelen we zowel theorie over competenties en modellen voor reflectie als meer praktisch materiaal met voorbeelden. Elk theoretisch concept wordt voorzien van concrete handvatten om situaties met veel tijdsdruk om te buigen naar een werksituatie waarin de kerntaak centraal staat.

Elk hoofdstuk bevat een onderwerp met begrippen, oefeningen voor reflectie, een praktijkopdracht of (interactieve) oefeningen. ▶H. 1 bevat een Persoonlijk Tijdplan. De opdrachten die in het boek staan, komen hier samen in een persoonlijk beeld dat de lezer ontwikkelt voor hoe verder te gaan met tijd in de zorg.

Voor een aantal opdrachten wordt gebruikgemaakt van interactieve werkvormen die ook zijn te vinden op de site van Artemea via ▶www.artemea.nl. De inhoud is mee te nemen in een digitale leeromgeving. Hierin staan werk- en leeropdrachten, geschikt voor onderwijsdoeleinden, centraal.

Gebruik

Voor (nieuwe) professionals

Als (aankomend) beroepsbeoefenaar benut je deze publicatie om je eigen tijdstijl uit te vinden en aan te scherpen. Je versterkt jouw competenties en vaardigheden. De opdrachten en oefeningen benut je voor jezelf.

Voor (nieuwe) managers

Als (aankomend) manager of coach in de zorg kun je de inhoud van het boek inclusief werkvormen gebruiken voor jezelf, om jouw eigen competenties te verbeteren. Maar ook om de tijdstijlen en competenties in je team(s) te versterken. ►H. 7, 8 en 9 zijn speciaal geschikt voor jou, omdat je hierin tools en inzichten op organisatieniveau aantreft.

Pas de oefeningen en opdrachten zo veel mogelijk toe met jouw teams en doe dit vanuit jouw eigen rol.

Een dankwoord

Dank aan Ger Mulder en de studenten van de Hogeschool Leiden, en aan Marieke Isendam en haar studenten van het Honours-programma van de HAN. Ook dank ik mijn cursisten in de trainingen *Tijd voor zorg* en *Omgaan met tijdsdruk in de zorg*. Tot slot veel dank aan mijn partner Paul van Rossem, die bereid was om het boek weer te voorzien van de juiste lay-out en de finishing touch.

Inhoud

Een Kwestie van Tijd

Samenvatting

Wat is 'tijd' eigenlijk? Is 'tijd' een objectief of een subjectief verschijnsel? In dit hoofdstuk staan verschillende opvattingen over wat 'tijd' is. We beginnen met opvattingen uit de oudheid. Vroeger was 'tijd' verbonden met de cyclus van de natuur. De Grieken kenden verschillende tijdgoden, waaronder Chronos en Kairos. We zien dat 'tijd' meetbaar gemaakt wordt. In onze moderne tijd is 'tijd' een economisch artikel, maar tegelijk blijft 'tijd' ook iets dat beleefd wordt. Dat geldt zeker ook voor de zorg. Met een Persoonlijk Tijdplan kan de lezer de eigen situatie in kaart brengen. Het Persoonlijk Tijdplan is een handvat voor het bepalen van en het werken met een passende tijdstijl.

© Bohn Stafleu van Loghum, onderdeel van Springer Media BV 2016
G. Verbeek, *Tijd voor zorg, zorg voor tijd*, DOI 10.1007/978-90-368-1280-1_1

1.1   Het verschijnsel tijd

» Tijd, als je me vraagt wat het is, denk ik meteen aan mijn agenda. Aan alles wat ik nog
moet doen. Aan alle lijstjes die ik heb en de dingen die ik niet doe. Daar krijg ik een
zenuwachtig gevoel van. Tijd is toch wel een probleem geloof ik, als ik mezelf zo hoor…
(student zorgopleiding)

Iedereen weet wat 'tijd' is, dat hoeven we niet te beschrijven. Tijd is een belangrijk
principe voor het organiseren van bezigheden van mensen. Dat geldt in het gewone,
'gezonde' bestaan en net zo goed in het geval van ziekte. Het gaat om een basaal aspect
van het menselijk bestaan.

Voor veel mensen is de klok de maatstaf voor tijd. Heel vanzelfsprekend. We staan op
een bepaalde tijd op, die van onze wekker of mobiele telefoon. We organiseren het leven
met onze agenda en tijdafspraken. Het lijkt alsof dit 'normaal' is, maar leven op de klok
is niet altijd zo geweest.

Ook nu nog zijn er mensen die er een andere manier van omgaan met tijd op
nahouden. Dat wordt voelbaar als er verschillen in tijdsperspectief zijn tussen mensen.
Conflicten over tempo en wachttijden spelen dan ook in vrijwel elke setting, van ver-
keerssituaties op straat tot poliklinieken in ziekenhuizen.

Reden genoeg om toch eens wat beter te kijken naar wat 'tijd' is en hoe onze tijdsbeleving in de geschiedenis ontwikkeld is.

1.2   Tijd als cyclus

In de oudheid leefden onze voorouders dicht bij de natuur. De seizoenen van lente,
zomer, herfst en winter bepaalden hun leven. Zij telden de tijd met behulp van de maan.
Jaarfeesten gaven structuur aan het sociale leven. Dit is in heel veel oude culturen terug
te vinden. Het werken met seizoenskalenders gaat zelfs terug tot ver in de prehistorie.

Tijd ervoeren onze voorouders als een zich eindeloos herhalende cirkel van geboorte,
dood en wedergeboorte. Die cirkel was verbonden met de kosmische cyclus van de sterren en het zonnestelsel. Je moest wel goed weten hoe het ervoor stond, met de stand van
de sterren, de maan en de zon. Dan kon je de goede keuzes maken en bijvoorbeeld op
tijd je graan zaaien. Het juiste punt vinden in deze cyclus leidde tot een leven van tevredenheid en harmonie.

In vrijwel alle bekende culturen die zich bezig hebben gehouden met het meten van
tijd, wordt de zon als belangrijkste tijdmaat gebruikt. Zon en maan zijn de twee eerste
tijdmaten in de geschiedenis van de tijd.

In piramides en in prehistorische bouwwerken in de wereld (■fig. 1.1) vind je astro-
nomische posities terug. Op de dag van de zomerzonnewende kan in de grootste piramide van Guimar (Tenerife) een dubbele zonsondergang worden gezien. Dit komt
doordat de zon achter de hoogste bergtop daalt, deze passeert, weer zichtbaar wordt en
ten slotte achter de volgende bergtop weer verdwijnt. Voor de mensen in die tijd mogelijk een moment van groot belang, in spiritueel maar ook in praktisch opzicht.

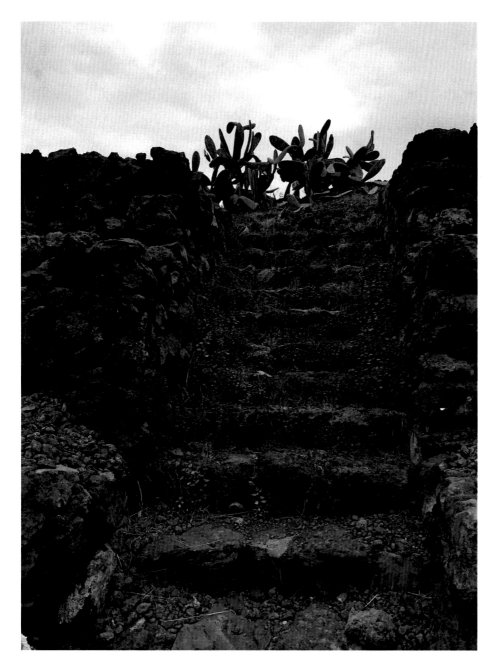

◨ Figuur 1.1   Trap van de piramide in Guimar (Tenerife).

De zonnewende was een belangrijk signaal voor de landbouw. De tijd moest worden bijgehouden om op tijd gewassen te zaaien en om gebeurtenissen in generaties in ere te houden. Tijdberekeningen op basis van kalenders zijn gebaseerd op het idee van regelmatig terugkerende verschijnselen in de natuur. De kalenders stemmen sociale en natuurgebeurtenissen af.

Van deze wijze van omgang met de tijd zijn nog steeds in verschillende landen en onder diverse bevolkingsgroepen elementen terug te vinden. Ook in het westerse jaarritme. Met behulp van sterrenbeelden leggen wij ook nu nog wel een relatie tussen de kosmische kringloop en het tijdstip van onze geboorte.

1.3 De klok en het juiste moment

'Tijd' speelt een belangrijke rol in mythen en verhalen in allerlei culturen. De oude Grieken hadden twee heel verschillende tijdgoden, die de werking van 'tijd' verklaarden.

Chronos was de god van de tijd, die alle verandering beheerste. Chronos was één van de twaalf titanen, afkomstig van Ouranos en Gaia, hemel en aarde. Samen met zijn broers en zussen overwon Chronos zijn vader in de titanenstrijd en werd hij de heerser. Volgens een voorspelling zou hij door één van zijn eigen kinderen worden onttroond. In de mythe verslond Chronos daarom al zijn kinderen bij de geboorte – zoals de tijd alles verslindt. Totdat zijn pasgeboren zoon Zeus door de moeder verstopt werd en de kans kreeg groot te worden en het rijk van zijn vader over te nemen.

Chronos staat voor het chronologische tijdsverloop: lineair en ononderbroken. We vinden Chronos terug in onze kloktijd, die afgemeten en gestructureerd is. Onze planningen zijn erop gebaseerd. Chronos maakt gebruik van ons vermogen om naar de toekomst te kijken en in stappen ergens naartoe te werken.

» We maken onze roosters op basis van een jaarplanning. We calculeren de vakanties in en ook de pieken die we aan zien komen bij de cliëntenstroom. Dan maken we een basisrooster op basis van maanden en weken. (planner)

Maar Chronos was niet de enige tijdgod voor de Grieken. Daarnaast kenden zij **Kairos**, de god voor het gelukkige toeval en het passende moment voor actie. Deze tijd is afhankelijk van het juiste ervaren ervan. Hier is minder het gevoel van schaarste van belang (te weinig tijd hebben), maar eerder de kwaliteit ervan die bij dit tijdsbegrip speelt. Kairostijd is niet gebonden aan de klok, het is het hier-en-nu. Een actie wordt niet gepland, maar gedaan op een moment waarin de omstandigheden perfect zijn. Het gaat om spontane tijd. De durf en het aanvoelen van 'het juiste moment' zijn veel belangrijker dan planningsvaardigheden.

'Kairostijd' is in de zorg te vinden in alles wat niet goed te plannen is. Maar wat moet je precies op 'het goede moment' doen? Je ziet bijvoorbeeld in het gesprek met een cliënt opeens een kans om iets te doen of te bespreken dat eerder niet kon. Veel momenten van 'aandacht geven' zijn 'kairosmomenten'.

» Ik kom voor de wondverzorging bij een cliënte thuis die ernstig ziek is en op bed ligt. Bij de behandeling van die wond zijn er vijf minuten dat het middel dat we gebruiken moet intrekken. Ik kan dan in die tijd natuurlijk meteen andere klusjes doen. Maar dat doe ik niet; ik ga even naast haar zitten en vraag hoe het gaat. Zij heeft dan de volle aandacht en kan kwijt wat haar op het hart ligt. En ik heb het gevoel dat ik er helemaal voor haar kan zijn. (verpleegkundige wijkteam)

1.4   Meten van tijd

Kalenders meten 'tijd' in maanden en dagen. Vroeger was dit gerelateerd aan maanstanden en dag-nachtwisseling. Kalendertijd vertoont heldere kwantitatieve kenmerken en reeksen. Toch is deze tijd nog steeds gerelateerd aan waarneembare gebeurtenissen, vanwege de relaties tussen de stand van aarde en zon.

De klok is een revolutionair concept, dat tijd in uren, minuten en secondes meet. Het ontwerpen van kloktijd is in fasen gegaan: van de eerste zonneklokken en watermeters uit oude tijden tot de eerste – nog onnauwkeurige – klokken, die vervolgens steeds meer precisie kregen.

Met de klok is er een tijdsopvatting die losstaat van personen, situaties, ervaringen en plaatsen. Gebeurtenissen kunnen op twee plaatsen tegelijk gemeten worden met eenzelfde mechanisme. De tijd wordt uitwisselbaar, los van de waarnemer.

Kloktijd in afspraken op de minuut of seconde biedt nieuwe mogelijkheden wat betreft de synchronisatie (afstemming) van het openbare leven. Dat is handig voor het sociale leven. Je kunt tijdafspraken met elkaar maken die heel precies zijn. Dat is een heel verschil met bijvoorbeeld de tijd van de zonnewijzer, die veel minder nauwkeurig was.

1.5   Tijd is geld

'Tijd' wordt ook wel gezien als de brandstof voor de economie; 'time is money'. Uren menskracht zijn een maatstaf voor uitbetalingen aan medewerkers. In het economisch perspectief is tijd tegelijkertijd ook een kostenpost. Dit leidt tot pogingen om meer grip te krijgen op de tijd, want als je kosten wilt verlagen, moet je de hoeveelheid arbeidsinzet verminderen. Dan kan er goedkoper en met meer winst worden gewerkt.

Frederick Taylor (1856–1915) is de grondlegger van de wetenschappelijke bedrijfsvoering. Hij werkte aan de efficiency op arbeidstijd. In zijn opvatting is er voor alle arbeid een goede en een minder goede manier. De goede manier wordt gekenmerkt doordat de taak in zo weinig mogelijk tijd gedaan wordt. Bij een verkeerde handelwijze wordt tijd verspild. Door onderzoek te doen met de stopwatch en arbeiders hun bewegingen te laten timen, kon Taylor technieken ontwerpen waardoor arbeiders met minder tijd meer kunnen doen. Tijd wordt in het fabrieksmatige arbeidsproces een productiemiddel. Je moet de tijd beheersen en erop besparen.

Wat betekent dit voor de zorg? Time is money, ook in de zorg. De tijd van verpleegkundigen, paramedici en artsen is in ons economisch stelsel een productiefactor. Ook in de zorg geldt het principe: 'tijd is geld'. De tijd in de zorg moet ook zo efficiënt mogelijk worden gebruikt en elke verspilling moet worden uitgesloten. Als zorgprofessional voel je vaak de druk van de tijd in de vorm van schaarste, dat je te weinig tijd hebt voor alles wat gedaan moet worden en dat je dat in minder tijd zou moeten doen dan je kunt.

1.6   Tijd als beleving

> » Ik vind het altijd heel bijzonder hoe het met tijd werkt. Dan begin ik mijn werkdag met het gevoel dat het erg druk is. Dat ik heel veel moet doen en tijd te kort heb. Maar dan zit ik opeens thuis bij een cliënt en ga ik helemaal op in het verhaal. Ik ben dan bezig alsof ik alle tijd van de wereld heb. Ik trek me niks aan van wat er nog meer moet gebeuren. Alleen die ene persoon telt. Maar als dat dan klaar is, komt het weer als een boemerang op me af wat er ligt. Het is zo verschillend, die tijd. (ergotherapeute)

Onze 'tijdsbeleving' valt niet altijd samen met kloktijd of economische tijd. Bij tijdsbeleving gaat het om gevoelens, ervaringen en opvattingen rondom tijd. Deze kunnen verschillen per situatie en per persoon. Een wachttijd van vijf minuten kan voor iemand die op straat een ongeval krijgt heel lang zijn. Terwijl in een wachtruimte van de polikliniek diezelfde tijd als kort wordt ervaren bij een routinecontrole. De tijdsbeleving van medewerkers loopt ook niet altijd gelijk met de klok. Een dagdienst waarop er in een redelijk tempo in relatief veel verschillende situaties wordt gewerkt, kan worden ervaren als een dienst waarin de tijd 'snel' gaat. In de nachtdienst, waarin er minder actief beroep op de zorg wordt gedaan, kan dezelfde hoeveelheid tijd 'langzaam' voorbijgaan.

In het gewone bestaan hebben we dus een beleefde, subjectieve tijd naast een meetbare, objectieve tijd. In het gewone spraakgebruik zijn diverse voorbeelden te vinden van uitdrukkingen die een tijdsbeleving aanduiden. Vaak speelt het ervaren van het tempo daar een rol in. Tijd kan 'voorbijkruipen' en ook 'voorbijvliegen'.

De beleving van de snelheid van tijd blijkt samen te hangen met leeftijd. Jonge mensen ervaren het tempo van de tijd als 'trager' dan ouderen. Jonge kinderen blijken nauwelijks tijd te ervaren. Zij leven in de eerste maanden in een toestand van tijdloosheid, omdat zij geen onderscheid kunnen maken tussen het ene moment en het andere. Ook het begin en einde van een gebeurtenis zijn voor zeer jonge kinderen niet te overzien. De ervaring van het heden is lange tijd overheersend. Kinderen leren in verschillende stappen een besef te krijgen van het verleden en over toekomstige gebeurtenissen. Als pubers en jongvolwassenen ervaren mensen nog veel nieuwe ervaringen, waardoor de tijd langzaam lijkt te gaan. Bij het ouder worden is het aantal nieuwe ervaringen kleiner, waardoor herhaling optreedt en het tijdsbesef versnelt (Draaisma 2001).

Reflectievragen

Wat herken je bij jezelf van chronos- en kairostijd?
- Let je op de tijd? Kijk je vaak op de klok?
- Hoe is het om iets spontaan te doen?
- Houd je van vooruitkijken en plannen?
- Moet alles 'af' zijn wat je hebt gepland?
- Bij welk tijdconcept voel je je meer thuis?

Neem het antwoord op deze vragen op in je Persoonlijk Tijdplan (zie ►par. 1.7).

Opdracht
- Kun je een voorbeeld geven van hoe je zelf de tijd 'subjectief' beleeft? Hoe is de tijd op verschillende momenten anders in jouw leven?
- Breng in kaart welke cyclische sociale momenten je in jouw jaar hebt.
- Hoe bepalen deze de rest van je tijd en tempo in zo'n periode?
- Beschrijf een typisch 'kairosmoment' dat je hebt meegemaakt.

1.7   Jouw Persoonlijk Tijdplan

» Alles is van anderen. Alleen de tijd is van onszelf. (Seneca)

Een Persoonlijk Tijdplan (◘tab. 1.1) geeft richting aan de manier waarop je met tijd omgaat. Een tijdplan maken is niet erg moeilijk. De twee belangrijkste vragen die je jezelf hoeft te stellen zijn:
- Wat wil ik niet als het om mijn tijd gaat?
- Wat wil ik wél als het om mijn tijd gaat?

In je Persoonlijk Tijdplan neem je op hoe jij aankijkt tegen jezelf, jouw manier van met tijd bezig zijn en hoe je hiermee verder wilt. Je kunt ook aandacht besteden aan jouw groei. Wat voor vaardigheden, inzichten of kennis wil je verder ontwikkelen? Waar wil je meer van weten of leren? Wat past niet bij je en wil je dus loslaten?

Hoe gedetailleerd moet je plannen? Dat hangt af van je persoonlijke tijdstijl en voorkeur. Sommige mensen zitten gedetailleerd hun digitale actielijsten bij te houden. Anderen houden niet zo van al die regels. Voorkom dat iedereen stijf staat van de stress omdat jij zo strak hebt gepland. Maar zorg er wel voor dat je weet wat jouw koers is.

Het Persoonlijk Tijdplan helpt je om jouw keuzes en inzichten vast te houden en hier in de praktijk werk van te maken. Gebruik het overzicht uit ◘tab. 1.1 om dit te doen. In de ►H. 1, 2, 3, 4, 5, 6, 7, 8 en 9 vind je oefeningen en opdrachten waarmee je jouw tijdplan kunt vullen.

◻ Tabel 1.1   Mijn Persoonlijk Tijdplan.

thema	hoe is dit in mijn situatie?	actie nodig?
Chronos en Kairos ►H. 1	*je eerste oriëntatie* ben ik van de klok? bij welk tijdconcept voel ik me thuis?	
dilemma's ►H. 2	*bepaal je knelpunten* welke dilemma's maak ik mee met mijn tijd? wat is lastig voor me?	
tijdsdruk ►H. 3	*vul de tijdsdrukmeter in* hoe hoog is mijn tijdsdruk? bij welke tijdsdruk voel ik me nog goed? wat is mijn tijddiagnose? waar heb ik het meeste last van?	
tijdstijlen van professionals ►H. 4	*bepaal je tijdstijl* welke tijdstijl(en) heb ik? van welke tijdstijl wil ik leren?	
tijdstijlen van cliënten ►H. 4	*bepaal de tijdstijl(en) van je cliënten* welke tijdstijlen hebben mijn cliënten? zijn er spanningsvelden met mijn tijdstijl?	
tijdvaardigheden ►H. 5	*bepaal je vaardigheden* in welke tijdvaardigheden ben ik sterk? welke vaardigheden wil ik ontwikkelen?	
tijd nemen voor zorg ►H. 6	*bepaal wat jij nodig hebt* hoe wil ik (meer) tijd nemen voor de cliënt? hoe kom ik beter aan mijn eigen leerproces toe?	
prioriteiten en tijdvreters ►H. 7 en 8	*maak je Zorg4kant* wat is van waarde voor de cliënt? wat zijn mijn belangrijkste tijdvreters? wat kan ik doen aan tijdvreters en overbodige zorg?	
tijdcultuur ►H. 9	*tijdkwesties in team en omgeving* wat zie ik in mijn organisatie? wat zijn de knelpunten voor het dag- en leefritme van de cliënten? (hoe) kan zelforganisatie hier werken?	
rust bewaren ►H. 10	*balans houden* welke tip kan ik gebruiken? wat is mijn favoriete time-out?	

Tijdkwesties in de zorg

Samenvatting

In dit hoofdstuk bekijken we tijdkwesties vanuit het perspectief van de cliënt, de professional en de organisatie van zorg. Tijd kan net zo goed een probleem zijn voor de mensen die zorg *gebruiken* als voor de mensen die zorg *leveren*. Gebruikers van zorg hebben te maken met wachttijden in de zorg. Hun ziekte of aandoening betekent sowieso een breuklijn in hun bestaan. Vooral als een ziekte langdurige beperkingen geeft, verandert het hele leven en ook de tijdsindeling op een dag. We beschrijven de belangrijkste belemmeringen en het probleem van wachten en afwachten vanuit de cliënt bekeken. Voor zorgverleners is de tijd die zij aan zorg besteden hun werktijd. Dat betekent al een ander perspectief dan de cliënt heeft. Zorgprofessionals ervaren tijdsproblemen in hun werk. In dit hoofdstuk staat ook een overzicht van dilemma's die de zorgprofessionals ervaren als het om tijd gaat.

© Bohn Stafleu van Loghum, onderdeel van Springer Media BV 2016
G. Verbeek, *Tijd voor zorg, zorg voor tijd*, DOI 10.1007/978-90-368-1280-1_2

2.1   Casus: een kijkje bij de balie

Op de polikliniek Neurologie staan achter een hoge balie drie medewerksters de patiënten op te vangen die zich melden voor hun afspraak met de medisch specialist. Alle stoelen in de wachtruimte zijn bezet. Om de zorgvragers tegemoet te komen, heeft het ziekenhuisma-nagement monitors laten plaatsen waarop te zien is hoe lang het wachten duurt per balie en per arts. Deze monitors tonen een zwart scherm. Ze functioneren niet of zijn uitgezet. In ieder geval is er voor de patiënten en hun meegekomen familie geen zicht op hoe lang het gaat duren.

Een man die drie weken geleden doorverwezen is door zijn huisarts voor neurologisch onderzoek naar de functie van een zenuw in zijn been, meldt zich bij de balie met zijn verwijsbrief. Hij heeft veel last van zijn been bij het lopen. In zijn werk geeft dat veel problemen, waardoor hij nu thuiszit. De man vraagt hoe lang het gaat duren voordat hij bij de specialist terechtkan. De medewerkster zegt: 'Ik weet het niet, ik zit hier ook nog maar net.' Na ruim een half uur kan de man naar de arts toe. Zij bekijkt kort het been, test de reflexen en zegt dat er verder onderzoek nodig is om de werking van de zenuw te onderzoeken. De patiënt moet hiervoor een nieuwe afspraak maken. Die afspraak kan over vier weken worden ingepland.

Voor het bespreken van de uitslag is het nodig om opnieuw een afspraak te maken met de specialist. Dit betekent opnieuw een wachtperiode. De fase van de diagnostiek neemt in totaal tien weken in beslag. De behandelfase blijkt (ook door het uitvallen en verplaatsen van afspraken) nog eens drie maanden te duren.

Uiteindelijk breekt de patiënt de behandeling af, ook vanwege het uitblijven van resultaat en het feit dat het weer lang zou duren voordat hij dit met zijn arts kan bespreken. Hij gaat naar een alternatief genezer, waar hij binnen een week een afspraak heeft van ruim een uur, met aansluitend een behandeling. De klachten zijn na twee sessies grotendeels verdwenen.

Vragen
- Wat zie je hier als 'problemen' voor de cliënt?
- In hoeverre heeft dit met tijd te maken?
- Welke gevolgen kan de duur van het proces voor hem hebben?
- Welke gevolgen heeft zijn keuze voor zijn zorgverleners?
- Zou je dit anders willen inrichten? Wat zou acceptabel zijn?

Het tijdsperspectief van de patiënt botst in dit voorbeeld zó hard met het tijdsperspectief van de organisatie dat er geen match meer mogelijk is. In de praktijk vertonen patiënten een sterke variatie aan opvattingen en tijdsbelevingen.

2.2 De invloed van ziekte op tijdsbeleving

Diepteonderzoek naar tijdsbeleving van zorgvragers (Verbeek 2011a) laat zien dat het krijgen van een ziekte onmiddellijk invloed heeft op de manier waarop mensen persoonlijk met hun tijd omgaan en tijd beleven. Ziek-zijn betekent niet, of minder goed, kunnen deelnemen aan het maatschappelijk leven. Activiteiten op het gebied van werk buitenshuis worden lastiger. Afhankelijkheid van ondersteuning heeft gevolgen voor de manier waarop mensen met hun dag omgaan, hoe zij hun verleden, heden en toekomst beleven en ook voor de ervaring van het tempo van tijd en andere belevingsaspecten.

Ronald is 53 jaar. Hij is getrouwd en heeft één zoon, die sinds drie jaar op zichzelf woont. Ronald kreeg dertien jaar terug een auto-ongeval, waar hij een dwarslaesie aan overhield. Hij is juridisch medewerker en werkt drie dagen per week bij de gemeente. Daarnaast houdt hij zich bezig met vrijwilligerswerk.

» Toen het ongeval gebeurde, was ik nog jong en vitaal. Ik was net 40 geworden en lag weken in coma. Mijn vrouw maakte zich grote zorgen. Het ging even heel slecht met mij, maar na een maand ging het de goede kant op. Ik kreeg een tijd lang revalidatie en toen kon ik eraan denken om weer thuis te wonen, bij mijn gezin. Dat was een grote overgang, ik kon niks als het om werk ging. Ik ben niet het type om thuis te blijven hangen. Ik werd er depressief van om niets te doen. Met mijn leven wou ik weer verder. Met de hulp van de bedrijfsarts en een fysiotherapeut ben ik toch weer aan de slag gegaan. Ik ging een opleiding doen.

» Een jaar heb ik gebruikgemaakt van thuiszorg, via hulp op afspraak in de ochtend. Meestal waren ze te laat bij me. Het beviel me totaal niet. Dat je in een rolstoel zit, is tot daaraan toe. Ik had nog een heleboel te doen, zeker met die studie erbij. Ik moest naar mijn werk en ik wou colleges volgen, een dag per week. Dus daardoor kreeg ik problemen met de thuiszorg. Het kwam door die tijd. We willen je wel helpen tussen 8 en 10 of van 10 tot 12. Maar daarmee was mijn ochtend al weg voordat ik ermee begonnen was. Om 12 uur is mijn halve dag voorbij, of ik nu werk of studeer. Dus dat werkte op den duur niet. Toen heb ik met een pgb zelf hulp gezocht die paste bij mijn werktijden. Dat ging meteen beter.

» Het combineren van alles was me de eerste jaren te veel. Ik werd een paar keer ziek. Moest toch een stapje terugdoen in hoeveelheid werkuren en activiteiten. Nu werk ik drie dagen en dat gaat perfect. Ook thuis is er balans gekomen. Ik hield van voetballen in het seniorenteam, maar dat heb ik ingeruild tegen uitgaan met de hond in het bos, met mijn aangepaste rolstoel.

Mensen met ernstige lichamelijke aandoeningen ervaren vaak een breuklijn in het bestaan als het gaat om de invulling van tijd. Onderzoek laat zien dat de confrontatie met ingrijpende fysieke gevolgen, zoals het niet meer goed kunnen bewegen, afhankelijk worden van anderen en algemeen energieverlies, invloed heeft op de tijdsbeleving. Als je dagelijks zorg en ondersteuning van anderen nodig hebt, moet je dit opnemen in je dagritme, waarbij de zorg onderdeel wordt van je dagelijks patroon. Cliënten ontwerpen

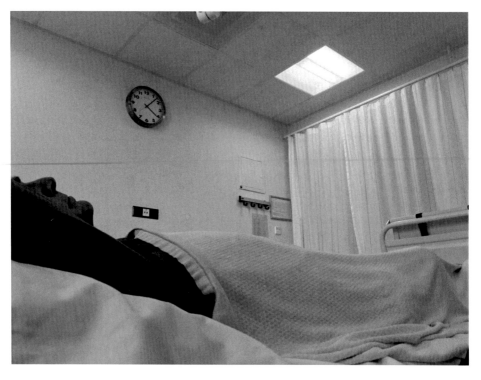

◼ Figuur 2.1   Wachten op de diagnose bij een polikliniek.

hun leefwijze opnieuw, om tot een 'eigen dag' te komen. Sommige bezigheden vervallen misschien, zoals wandelen op het strand. Andere bezigheden blijven, zoals het nieuws lezen. En er kunnen nieuwe bijkomen, bijvoorbeeld op internet een lotgenotenforum onderhouden of rolstoelsport.

Observatie

Esther, een alleenstaande vrouw van 78 jaar, krijgt in de ochtend thuis een halfuur hulp bij het opstaan, bestaande uit douchen en verpleging. Ze wordt als één van de eersten geholpen. Ze doet zelf open, langzaam, en gaat de zorgmedewerker voor naar de badkamer, waar alles al klaarligt. Dat doet ze om het voor iedereen zo gemakkelijk mogelijk te maken.

Esther antwoordt kort als haar iets gevraagd wordt. Ze heeft nu niet een dergelijke behoefte aan een praatje. Haar bewegingen zijn langzaam. Alles wat ze doet geeft pijn en kost haar energie. Ze moet gaan zitten op een krukje om te zorgen dat ze niet valt. Esther wil graag in een rustig tempo maar ook snel geholpen worden, want de ergotherapeut komt over een uur langs. 'Ik wil op tijd zijn', zegt ze. Ze heeft na de zorg tijd nodig om bij te komen, zodat ze weer wat energie heeft voordat het gesprek zal plaatsvinden.

Zorgvragers zeggen tijdelijk gedesoriënteerd te raken, ook in tijdsoriëntatie. In deze verwarrende periodes (zie ◼fig. 2.1) is steun vanuit de omgeving en zorgtijd in de vorm van 'aandacht voor' en 'gesprek over' de verandering van groot belang om gevoelens en gedachten tot nieuwe keuzes te laten leiden. Aansluiting op de tijdsbeleving van patiënten, timing van zorg, kan cruciaal zijn, ook bij relatief eenvoudig lijkende zorg- of behandelprocessen.

2.3 Belemmeringen voor het dag-leefritme van de cliënt

Cliënten ervaren belemmeringen in de afstemming tussen de organisatie en werkwijze van zorgverlening en hun eigen tijd. De actieve cliënt, die een leven buitenshuis leidt met agenda-afspraken, heeft problemen met een zorgorganisatie die niet (goed) met tijdsafspraken werkt, bijvoorbeeld omdat de cliënt geen ondersteuning krijgt op het gewenste ochtendtijdstip. Of wanneer er lange wachttijden zijn bij het leveren van zorg, zodat de cliënt weinig mogelijkheden heeft voor een eigen tijdsbesteding.

De opgelegde tijdregimes staan haaks op het eigen dagritme en de tijdsbeleving van deze cliënten en kunnen leiden tot een mindere kwaliteit van leven. Vaak is er vermindering van de zelfregie en zelfstandigheid van cliënten. Zeggenschap hebben over de eigen tijdsindeling is een voorwaarde voor de eigen regievoering van cliënten die langdurig zorg gebruiken.

Er kan een mismatch zijn wat betreft kloktijd, maar ook wat betreft aandacht in de tijd, tempo van werken en 'zachtere' (=niet-meetbare) tijdselementen. Cliënten ervaren tijdens de zorg wel dat zij haastig geholpen worden. Dit komt op bredere schaal voor, zoals blijkt uit een studie van het Sociaal en Cultureel Planbureau (SCP), waarin de mening van bewoners van verpleeg- en verzorgingshuizen werd gepeild. Veertig procent van de respondenten in dit onderzoek vond dat de verzorging 'te gehaast' gebeurt, hoewel ruim 90% van deze bewoners wel tevreden is over de zorg en behandeling die zij krijgen van het personeel. Het personeel heeft te weinig tijd voor een vertrouwelijk gesprek of aandacht voor levensvragen (Draak 2010).

Een belangrijk knelpunt is dat 'aandacht' en ook 'beschikbaarheid' als elementen van zorgtijd niet in de financieringsgrondslag voor zorg zit. Kostenvergoedingen gaan over 'handelingen'. Ook het leveren van zorg op specifieke cliëntgebonden tijden is in ons financieringssysteem niet opgenomen. De indicatiestelling is gebaseerd op standaardhandelingen van zorgverleners, terwijl de tijdsbeleving van cliënten die zorgverlening ontvangen complex en gedifferentieerd is.

2.4 Wachten en afwachten

» Voor mij duurt een dag wachten gevoelsmatig hetzelfde als voor een ander een week.
(cliënt op de wachtlijst voor behandeling)

Wachten is een speciaal tijdsprobleem. Voor veel cliënten betekent het contact met de zorg ook het ingaan van een systeem van wachten en afwachten. Wie naar een zorgverlener stapt, moet veel geduld meebrengen. Cliënten wachten op een afspraak, op een diagnose, op een opname, op een behandeling.

De wachttijd voor een eerste contact kan weken of maanden zijn. Dit gaat dan alleen nog maar om een afspraak. Bedreigend wordt het voor cliënten als er veel van afhangt, bijvoorbeeld bij een behandeling die dringend nodig is. Het wachten kan betekenen dat de toestand verslechtert of zelfs risicovol wordt. Er worden wel behandelingen verplaatst, soms op het laatste moment, wat voor de persoon heel stressvol kan zijn. Als zorgprofessional realiseer je je soms niet wat wachten is en welke heftige emoties dit geeft.

Wachten wordt omschreven als: waken, bewaken of de wacht houden. Afwachten is passief toekijken hoe dingen gaan evolueren of gaan gebeuren. Het wachten kan angstig zijn, of in vertrouwen dat het goed loopt. Wachten op lastige of moeilijke zaken levert angst en onzekerheid op.

In onze actieve cultuur is wachten extra moeilijk geworden. Wij willen en kunnen niet meer wachten en ergeren ons aan lange rijen en verkeersfiles. Dus ook aan wachtrijen voor liften en balies. Onze cultuur is een cultuur van *actie*, van handelen. Dat verklaart wel waarom mensen die opeens vanuit een actief leven te maken krijgen met ernstige ziekte of beperkingen een grote overgang ervaren. Het moeten wachten versterkt de hulpeloosheid en het verlies aan controle. Wachttijd is voor actieve mensen verlies en leegte. Het wachten kan emoties losmaken als agressie en ongeduld.

Het is wachten op de uitslag van een onderzoek, op wanneer medicatie gaat werken, op de maaltijden, op slaap, op bezoek, op de verpleegkundige, op genezing, op de terugkeer naar huis. Zieke mensen wachten af en hopen op genezing. Wachten kan tot piekeren leiden, of het wel goed gaat, of dit wel gaat lukken. Je kunt er slecht van gaan slapen.

Om het wachten positief te kunnen beleven, moet een mens zich ervan bewust zijn dat hij niet alles onder controle heeft. Veel zaken laten zich niet beheersen, controleren of bevelen.

2.5   Tijd van zorgmedewerkers

» Ik heb soms moeite met cliënten die heel passief zijn. Of juist heel veeleisend. Ik wil ze natuurlijk vanuit mijn vak ook helpen. Maar één persoon doet maar weinig aan oefeningen en dat is jammer, want die zou met de oefeningen beter af zijn. Die moet ik motiveren. En een ander vraagt het onmogelijke van me. Die wil dat ik alleen 's avonds met hem bezig ben. (fysiotherapeut)

Voor zorgprofessionals heeft de tijd die zij aan de zorg of ondersteuning aan cliënten geven een andere functie. Het is hun werktijd. Vanuit het medewerkersperspectief is een zekere balans tussen werk en privé nodig om rust in de tijd te houden en aandacht te geven. Nogal wat zorgprofessionals moeten goed de huiselijke taken, eventuele studietaken en werktaken qua tijd op elkaar afstemmen.

De meeste zorgmedewerkers willen voor de cliënt – op dat moment in de tijd – aanwezig zijn (kairostijd). Dit tijdsperspectief botst op dit moment sterk met de huidige trend in de zorg. Hierin moet men efficiënter en op detailniveau, meer met de klok in de hand, een individuele tijdsbeheersing opzetten en de tijd bij cliënten koppelen aan indicaties en deze begrenzen (Chronos). Voor veel zorgprofessionals is het werken met een hoeveelheid geïndiceerde tijd een beperking van het werkproces.

◼ Tabel 2.1	Tijdsaspecten vanuit het medewerkersperspectief in hun werk. Bron: Verbeek (2011a)

- Vaak op de klok kijken
- Tijd nemen voor de cliënt
- Last hebben van de tijdsdruk
- Weten hoeveel tijd bij cliënten besteed kan worden
- Voorkeur van de cliënt kennen wat betreft tijd
- Overzicht in het werk hebben
- Schuiven in taken indien nodig
- Rekenen op collega's
- Dagindeling van de cliënt kennen
- Eruit komen met de cliënt
- Overleggen met de cliënt over tijden
- Balans tussen werk en privé
- Naar huis gaan en vrij zijn (eigen tijd)

Geen greep hebben op je tijd geeft een gevoel van onmacht. Het werken te midden van *caseloads* en tijdlijsten geeft een gevoel van schaarste aan tijd bij medewerkers. Dit heeft gevolgen voor het omgaan met tijd en de afstemming op de cliënt. Naarmate medewerkers zich meer laten leiden door druk van bovenaf en haastiger gaan werken, zijn zij minder in de tijd 'aanwezig' voor de cliënt en vermindert hun competentie om in te spelen op de tijdsbeleving van cliënten. Het geven van aandacht en het volgen en ondersteunen van het tempo en het dagritme van de cliënt worden bemoeilijkt.

Zorgprofessionals komen allerlei zaken tegen in hun werk die met tijd te maken hebben. In ◼tab. 2.1 is een opsomming te vinden van tijdsaspecten vanuit de beleving van medewerkers.

2.6 Tijd in het zorgsysteem

Een aantal ontwikkelingen in het zorgsysteem heeft veel invloed op de tijdsinzet in de zorg:

- ▪ Vergrijzing

Door de vergrijzing neemt de behoefte aan professionele ondersteuning toe, terwijl de financiële middelen niet in dezelfde mate doorgroeien. Goed omgaan met (economische) zorgtijd is een steeds belangrijker onderdeel geworden van het werk, omdat er in de zorg met indicaties, dus toegewezen hoeveelheden tijd, wordt gewerkt.

Cliënten hebben ook intensievere zorg nodig dan vroeger. Zorgprofessionals dragen steeds meer zorg voor mensen die in het ziekenhuis uitbehandeld zijn of thuis revalideren. Er is in hun werk sprake van toename van combinaties van aandoeningen, bijvoorbeeld ouderen met een chronische spierziekte en psychiatrische aandoeningen.

■   Verschuiving van professionele zorg naar zelfmanagement

Mensen die vanwege een beperking of een chronische ziekte dagelijks gebruikmaken van voorzieningen hadden vroeger recht op professionele zorg. Dit recht is met de komst van de Wet langdurige zorg (Wlz) ingeperkt, want zorgvragers worden nu gezien als mensen die in de eerste plaats zelf en in hun eigen omgeving oplossingen moeten zien te vinden.

De vraag is hoe gebruikers van zorg meer zelfregie kunnen krijgen en houden, waardoor zij in staat worden gesteld om hun persoonlijke (actieve) leefwijze en bijdrage aan de samenleving zo lang mogelijk in stand te houden.

■   Samenwerking in de zorgketen en met mantelzorg

Zorgorganisaties en professionals moeten, veel meer dan nu het geval is, aansluiten op mogelijkheden en bestaande netwerken van cliënten. Zij werken eerder 'aanvullend' dan 'overnemend' op de eigen competenties van mensen. Bevorderen van eigen kracht, vaardigheden en competenties van de cliënt wordt belangrijker.

Meer samenwerking is nodig om complexe zorgvragen te voorzien van passende antwoorden. Deze samenwerking betreft andere disciplines, maar steeds meer ook de samenwerking in teams en met het netwerk van cliënten. Wat voor zorgvragers belangrijk is, blijkt ook voor mantelzorgers te gelden. Ook zij willen hun eigen leven in balans kunnen leiden. Het bieden van intensieve zorg aan naasten is van grote waarde, maar het kan ook (te) belastend worden.

■   Verminderen verspilling

Als de middelen beperkt zijn en de zorgvraag groter wordt, is het nodig dat zorgprofessionals hun verantwoordelijkheid nemen voor regelarme zorg. Verminderen van verspilling is voor professionals, cliënten, zorgorganisaties en financiers van belang.

■   Verplatten van organisaties

Anders omgaan met tijd in de zorg houdt in dat organisaties met diverse managementlagen plaats maken voor platte organisaties, waar leiding wordt gegeven door minder managers. In nogal wat organisaties wordt volledige zelfsturing doorgevoerd. In dit organisatiemodel is sprake van anders omgaan met tijd. Het team met medewerkers wordt zelf verantwoordelijk voor tal van organisatie- en werkprocessen, waaronder het maken van tijdafspraken, de roostering en planning van het eigen werk.

2.7   Dilemma's in de praktijk

» Ik kijk steeds meer op de klok tijdens mijn werk. We hebben de zorg voor de bewoners, maar ook allerlei zaken die ook nog moeten gebeuren. Je hebt je zorgleefplan dat bijgewerkt moet worden, er zijn nieuwe registraties. Er komt een opname, met gesprek met de familie. Ik heb vaak het gevoel dat ik achterloop als ik mijn dienst doe. (zorgmedewerker)

Dilemma's waar zorgprofessionals op dit moment mee te maken hebben, zijn regelmatig terug te voeren tot het ervaren van gebrek aan tijd in het uitvoerend werk.

Met stip bovenaan noemen verpleegkundigen en andere zorgprofessionals het **tekort aan professionele inzet** als een belangrijk probleem in hun werk. Deze uitval ontstaat door ziekte, vacatures en vakanties. Vooral de plotselinge uitval door ziekte wordt ervaren als een stressfactor die leidt tot tijdsproblemen voor de andere collega's.

Zorgprofessionals ervaren **keuzestress** als het om inzet aan tijd gaat. Veel dilemma's gaan over de prioriteiten in het werk. Vooral het ervaren van veel verschillende vragen tegelijkertijd, zonder beroep te kunnen doen op een andere collega. Vooral in werksituaties waar zorgmedewerkers als solist staan, doet zich dit voor. Op welke vraag ga je in? Wat doe je als eerste?

Dit probleem wordt sterker als professionals ingeroosterd zijn in een werkschema dat weinig **ruimte laat voor flexibel werken**, zoals in sommige thuiszorgteams het geval kan zijn. Bekend voorbeeld is de stopwatchzorg. Uitloop bij de ene cliënt leidt tot te laat komen bij de volgende. Als cliënten rekenen op de komst van de beroepsbeoefenaar, kan dat leiden tot verslechtering van de werkrelatie. Het geven van persoonsgerichte aandacht 'hier en nu' is van belang in de zorg.

Zorgprofessionals hebben regelmatig lange to-dolijsten of zijn in hun hoofd al met de volgende cliënt bezig. Zij komen mede daardoor over als 'gehaast' en minder aanwezig. Vooral medewerkers die zich erg verantwoordelijk voelen voor alle taken en die moeilijk overdragen aan anderen, kunnen hier last van krijgen.

Nogal wat zorgprofessionals **worstelen met de balans tussen werk en privé**. Een manier waarop zorgprofessionals proberen om tijdsproblemen op te lossen is minder pauze te nemen of administratie op orde te maken buiten hun werktijd. (Zeer) vaak overslaan van pauzes en/of overwerk gaat ten koste van de vrije tijd en eigen rust. Soms komt men terug bij cliënten na werktijd of voor overleg buiten de afgesproken werktijd. De balans tussen werk- en privétijd kan verstoord raken op diverse manieren. Gebeurtenissen in de privéwereld hebben invloed op de belastbaarheid in het werk en vice versa. Het werken in onregelmatige diensten kan beperkend zijn voor sociaal en gezinsleven, vooral als zorgprofessionals weinig tot geen invloed hebben op hun werktijden.

Een ander probleem is dat voor professioneel werken in de zorg tijd nodig is die gewijd kan worden aan eigen kennis. Vaak is er te **weinig tijd voor professionele ontwikkeling**. Bij de combinatie leren/werken is er in de werktijd vaak te weinig tijd voor het leerproces. Stagiaires en leerlingen mogen officieel hun leeropdrachten voor de opleiding in werktijd doen, in de praktijk komen zij daar in hun werktijd beperkt aan toe. Nogal wat zorgprofessionals hebben na afloop van hun studie of opleiding moeite om hun vakkennis goed bij te houden.

Specifiek voor behandelaars (paramedici en anderen) spelen de volgende factoren een rol:

- Kleine bezetting of solist

Fysiotherapeuten en andere behandelaars werken nogal eens als solist of met kleine bezettingen van twee of drie collega's in een grote zorgorganisatie. Dat betekent dat men niet zo gemakkelijk op een collega terug kan vallen. Ziekte, uitval en vakanties hebben een behoorlijke impact op de andere collega's.

■ Diverse locaties/afdelingen

Nogal wat behandelaars hebben meerdere woon-, zorg- of behandellocaties waar zij hun werk doen. Dit betekent verspreiding van energie en tijd, reistijd en moeite om op de locaties bekend te zijn.

■ Soms hoge intensiteit cliëntsituatie

Met name in spoedeisende situaties hebben behandelaars te maken met tijdsdruk als gevolg van urgentie en het belang van snelle inzet voor de cliënt. Dit speelt wat meer bij beroepsgroepen die betrokken worden bij calamiteiten, bijvoorbeeld valpartijen van cliënten, suïcidepogingen et cetera.

■ Wisselingen tijdsdruk/caseload

Behandelaars die in zorgorganisaties werken, hebben vaak weinig invloed op de toestroom van cliënten en de schommelingen in het gebruik vanuit de cliënt. Dat betekent dat zij moeten omgaan met pieken en dalen in tijdsdruk.

■ Invloed werkproces van anderen

Steeds meer zijn behandelaars die in zorgorganisaties werken afhankelijk van de inzet vanuit andere disciplines. Voor multidisciplinair overleg is nodig dat bijeenkomsten goed gepland worden en niet uitgesteld of vertraagd raken.

■ De 'economie van tijd'

De economie van zorgtijd maakt dat behandelaars zowel te maken hebben met de gevolgen van te veel als te weinig productie. Als zij 'te veel' doen wordt dat niet betaald. Als zij 'te weinig' doen, krijgen zij kortingen.

■ Verantwoordelijkheid waarmaken

In het huidige zorgstelsel moeten behandelaars met relatief weinig tijd veel verantwoordelijk werk realiseren. De beperkingen in tijd en middelen betekenen nog niet dat die verantwoordelijkheid minder is.

Reflectievragen
- Wat herken je van de dilemma's in dit hoofdstuk in je eigen situatie?
- Welke dilemma's betreffende 'tijd' in je werk heb je zelf? Wat kun je hier zelf aan doen?
- Kun je je cliënt de zorg geven die volgens je eigen inschatting nodig is? Of moet je je houden aan de begrenzing van een indicatie?

Noteer je uitkomst in je Persoonlijk Tijdplan in ▶par. 1.7.

Tijdsdruk in de Zorg

Samenvatting

Wat betekent tijdsdruk in de zorg? Wat zijn de oorzaken van tijdsdruk en welke gevolgen heeft dit voor het werk van professionals? In dit hoofdstuk vind je een beschrijving van de kenmerken van tijdsdruk. De meerderheid van de zorgprofessionals heeft er last van. Door tijdsdruk bespreekbaar te maken, kan er gekeken worden welke oorzaken er zoal zijn. Gezamenlijke inzet maakt tijdsdruk hanteerbaar. Hiervoor zijn *tools* te gebruiken, waaronder een tijdsdrukmeter en een tijddiagnose.

© Bohn Stafleu van Loghum, onderdeel van Springer Media BV 2016
G. Verbeek, *Tijd voor zorg, zorg voor tijd*, DOI 10.1007/978-90-368-1280-1_3

3.1   Wat is tijdsdruk?

Zoals we in het vorige hoofdstuk al hebben gezien, is bij medewerkers in de zorg de beleving van 'tijdsdruk' een veelvoorkomend verschijnsel waar zij last van kunnen hebben. 'Tijdsdruk' is in de zorg te definiëren als de beleving van medewerkers dat zij in verhouding tot de beschikbare tijd te veel taken hebben en tekortschieten om deze te doen. Ofwel: *'Ik moet te veel doen in te weinig tijd'.*

Circa 65 % van de zorgmedewerkers vindt het (te) druk op het werk. Minder dan de helft van de zorgmedewerkers vindt dat er voldoende tijd is voor cliënten (Panel Verpleging en Verzorging, Nivel). Slechts 27 % van de verpleegkundigen, zorgprofessionals en sociaal agogen denkt door te kunnen werken tot de (huidige) pensioengerechtigde leeftijd (Maurits et al. 2012). Werktevredenheid en ervaren werkdruk hangen samen met het al dan niet voort kunnen zetten van het huidige werk tot het 65e levensjaar. Zorgverleners die minder tevreden zijn met hun werk of een hogere werkdruk ervaren, voelen zich minder vaak in staat door te werken dan zorgverleners die tevredener zijn of een lagere werkdruk ervaren. Dit leidt tot stress en een gevoel van tekortschieten, zowel wat betreft kwantiteit van de zorg en de tijdsbesteding bij cliënten, als wat betreft de kwaliteit van de zorg en het goed kunnen inspelen op behoeften van cliënten. Cliënten ervaren het gevolg hiervan: de 'haast' van de medewerkers in de zorg. Daarnaast leidt tijdsdruk tot situaties van onveiligheid, bijvoorbeeld door het vergeten van bepaalde essentiële, maar niet urgente, zorghandelingen.

Belangrijk is om de ervaring van tijdsdruk in de zorg bespreekbaar te maken. Door tijdsdruk zichtbaar en toegankelijk te maken, is het mogelijk er wat mee te doen. Dat geldt voor individuele zorgprofessionals én voor groepen of teams.

3.2   Meetbaar en bespreekbaar

Om na te gaan of je als persoon of als team last hebt van tijdsdruk, kun je gebruikmaken van de Tijdsdrukmeter (◘fig. 3.1). Deze helpt om van de tijdsbeleving bewust te worden.

Tijdsdrukmeter
- Geef je gevoel over tijd een cijfer tussen 1 en 10. Omcirkel het cijfer dat past bij hoe je je nu voelt.
- Hoe voel je je tijdens een gemiddelde werkdag of dienst?
- Zijn er verschillen tijdens de dienst (bijvoorbeeld bepaalde tijdstippen, bepaalde cliëntsituaties)?
- Wanneer voel je je prettig bij de tijd die je hebt en wanneer niet? Waar heeft dit mee te maken?

Neem de uitkomst op in je persoonlijk tijdplan (►tab. 1.1) en kijk of je actie nodig vindt.

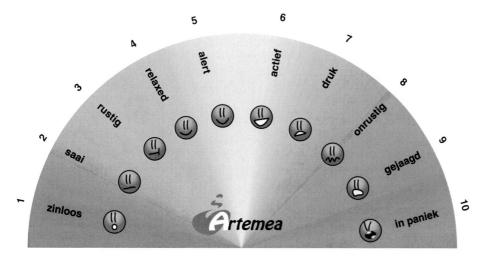

□ **Figuur 3.1** Tijdsdrukmeter. Bron: Verbeek (2014b)

Je tijdsbeleving op een dag of dienst kan wisselen. Door na te gaan wanneer deze verandert, kom je fricties in het werkproces op het spoor. Waar heb je tijdsdruk zitten en wanneer is het rustig?

Het is trouwens mogelijk dat het té rustig is. Dat je gevoel van tijdsdruk te laag wordt. Voor veel mensen die in de zorg werken is een tijdsdruk van 4 tot 6 prettig. Wat daarboven of daaronder komt, is minder prettig en kan leiden tot burn-out en bore-out.

3.3 Oorzaken van tijdsdruk

Vaak voorkomende oorzaken van tijdsdruk in de zorg zijn:
- Plotselinge uitval en ziekte van collega's.
- Verschillende (zorg)vragen die op hetzelfde moment komen.
- Strakke looproutes of hoge caseload, geen tussentijd.
- Jezelf erg verantwoordelijk voelen voor alles.
- Verkeerde planning en roostering van diensten.
- Te veel overhead, overmatige registratie.
- Onrust en onvrede bij de cliënt door het niet-nakomen van tijdsafspraken door de zorgverlener.
- Onvoldoende tijd voor het inwerken van leerlingen en/of nieuwe collega's.
- Moeite met aandacht houden bij de cliënt door de lange lijst met andere taken.
- De druk 'productief' te moeten zijn.
- Niet goed kunnen overdragen van taken, het idee eigenlijk alles zelf te moeten doen.
- Overwerken, pauzes uitstellen.
- Aantasting van balans tussen werk en privé, problemen mee naar huis nemen, niet vrij zijn.

Sommige van deze oorzaken hebben met de organisatie van zorg te maken. Bijvoorbeeld niet goed plannen van zorg op de vraag geeft pieken en dalen in de tijdsdruk. Er is dan een ongelijkmatige tijdsdruk, die onprettig voelt. Het ene moment kom je handen tekort, het andere moment lijkt het alsof je niets te doen hebt en de tijd vooruitkruipt.

In ◻fig. 3.2 is een aantal tijdkwesties voor medewerkers in de verpleging uitgewerkt naar oorzaak. Op een aantal zaken hebben zorgprofessionals minder invloed, bijvoorbeeld de planning en roostering of de beschikbare hoeveelheid zorg. Bij nader doorvragen zeggen zorgprofessionals dat zij zelf op vrijwel alle knelpunten die zij noemen toch op zijn minst wel eigen invloed hebben. En sommige zaken hebben zij veel meer in eigen hand dan hun managers. Het helpt niet om extra medewerkers in te zetten als er sprake is van samenwerkingsproblemen in het team. Of wanneer de zorgprofessionals hun eigen kracht en invloed niet inzetten. De beleving kan zijn dat er dan een hoge tijdsdruk is, terwijl er eigenlijk sprake is van niet-ontwikkelde vaardigheden.

> **Oorzaken van tijdsdruk**
> — Welke oorzaken van tijdsdruk zie je bij jezelf?
> — Welke oorzaken zie je bij je collega's of studiegenoten?
> — Welke oorzaak heb je zelf in de hand of kun je zelf beïnvloeden?

In ◻fig. 3.3 is door een groep behandelaars (paramedici, psychologen) in kaart gebracht wat zij ervaren aan tijdsdruk, geordend naar verschillende oorzaken.

> **Oorzaken van tijdsdruk**
> — Op welke oorzaken hebben deze behandelaars invloed, denk je?
> — Wat zou je hen aanraden om als eerste aan te pakken?

3.4   Gevolgen van tijdsdruk

Tijdsdruk leidt nogal eens tot haastig werken, met kwaliteitsverlies rond de cliënt, en toenemende stress bij de medewerkers. Vaak gaan medewerkers die tijdsdruk ervaren minder efficiënt werken. Zij maken meer fouten en gaan door de gevolgen van fouten nog meer tijd verliezen. Zowel een langdurig te hoge als een langdurig te lage tijdsdruk geeft problemen.

Burn-out

Burn-out is de naam van een aandoening waarbij de patiënt emotioneel uitgeput is en weinig kan presteren. Burn-out bestaat uit drie, min of meer samenhangende, verschijnselen:
— Uitputting: extreme vermoeidheid, die niet overgaat door een vakantie.
— Cynisme: afstandelijkheid ten opzichte van het werk dan wel de cliënten of collega's met wie men werkt.
— Een lager zelfbeeld van de eigen competenties.

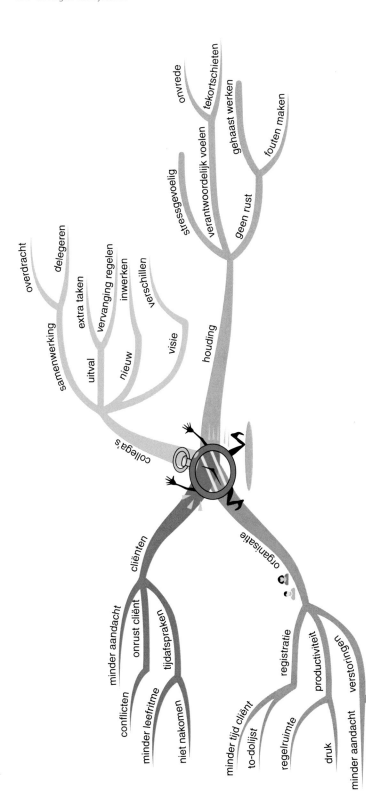

▫ **Figuur 3.2** Tijdkwesties in de zorg. Bron: Verbeek (2014a)

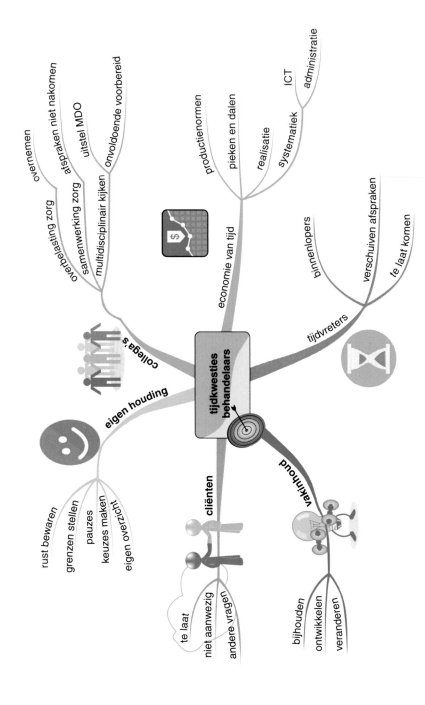

■ **Figuur 3.3**   Tijdkwesties voor behandelaars.

Een teveel aan stress in het werk en in de privésituatie zijn oorzaken van burn-out. Een sensitieve persoonlijkheid met veel verantwoordelijkheidsgevoel en de neiging tot perfectionisme zijn risicofactoren.

Niet alle beroepsbeoefenaars lijken een gelijke kans te hebben om opgebrand te raken. De gezondheidszorg hoort tot de burn-outgevoelige beroepsgroepen. Dat heeft te maken met het feit dat het om mensenwerk gaat, waar een grote mate van zorgvuldigheid nodig is. Situaties van cliënten brengen emoties met zich mee, zowel voor de persoon zelf als voor de professionals. Niet toekomen aan de cliënt en geen tijd hebben voor het verwerken van emoties leidt tot een gevoel van falen en druk.

Bore-out

Ook te weinig tijdsdruk kan tot problemen leiden. Bore-out is een vorm van extreme verveling. Een bore-out kan beginnen door routinematig werk en werk onder het niveau. De symptomen zijn vergelijkbaar met die van een burn-out.

'Bore-out' is een vorm van onderbelasting. Medewerkers hebben te weinig te doen (kwantitatieve onderbelasting) of ze hebben te weinig uitdagende werkzaamheden (kwalitatieve onderbelasting).

De beste oplossing voor een bore-out is het huidige werk interessanter te maken of een andere, uitdagender baan te zoeken.

> Reflectievragen
> - Heb je zelf situaties van burn-out of bore-out ervaren?
> - Wat zijn voor jou belangrijke signalen?

3.5 Een tijddiagnose

Om grip te krijgen op tijdsdruk en eigen kracht aan te boren, is het belangrijk om het 'tijdsprobleem' duidelijker te krijgen. Door eerst te kijken wat er allemaal speelt, wordt veel duidelijker wat er allemaal achter het subjectieve gevoel van tijdsdruk zit.

> **Voorbeelden uit een tijddiagnose in een team:**
> - De overdracht in de ochtend loopt bijna altijd uit.
> - Een arts die me op de drukste tijd in de zorg per se wil spreken.
> - Dat we de opvang van ziekte in de ochtend meteen al gaan regelen en dan achterlopen.
> - Het rooster dat niet op tijd rond is.
> - Dat ik niet weet wie ons kan helpen als de computer het laat afweten.

Er zijn ook diagnose-instrumenten om tijdsdruk inzichtelijk te maken. zoals de Tijddiagnose in ◼tab. 3.1.

3

▣ Tabel 3.1   Tijddiagnose: hoe kijk jij aan tegen 'tijd' in je werk?

	ja/klopt	soms	nee/niet	
ik ga steeds haastiger werken	☐	☐	☐	H
ik heb te weinig tijd	☐	☐	☐	H
ik ben tijd kwijt aan minder belangrijke zaken	☐	☐	☐	T
cliënten hebben ondersteuning nodig op andere tijden dan we doen	☐	☐	☐	C
ik moet meer doen dan ik kan	☐	☐	☐	H
ik zou willen dat we prioriteiten stellen	☐	☐	☐	S
ik heb geen overzicht over het werk	☐	☐	☐	O
cliënten geven aan dat we weinig tijd voor ze hebben	☐	☐	☐	C
het is bij ons hollen of stilstaan	☐	☐	☐	O
het dagritme van de cliënt is anders dan ons werk	☐	☐	☐	C
er vallen aldoor mensen uit	☐	☐	☐	O
ik zou willen dat we efficiënter werken	☐	☐	☐	S
we zijn te veel tijd kwijt met de materialen die we gebruiken	☐	☐	☐	T
er zijn collega's die niet echt zijn ingewerkt	☐	☐	☐	S
ik weet niet hoe we de tijdsdruk kunnen spreiden	☐	☐	☐	O
we moeten aldoor heen en weer lopen	☐	☐	☐	T
ik heb geen zicht op waar ik mijn tijd allemaal aan besteed	☐	☐	☐	H
ik zou willen dat cliënten tevreden zijn over de tijd die ik voor ze heb	☐	☐	☐	C
we worden te veel gestoord in ons werk	☐	☐	☐	T
ik kan bij tijdsdruk geen beroep doen op anderen	☐	☐	☐	S

Tel op:
aantal stellingen met een **H** waar je "ja" of "soms" hebt ingevuld: ....
aantal stellingen met een **T** waar je "ja" of "soms" hebt ingevuld: ....
aantal stellingen met een **S** waar je "ja" of "soms" hebt ingevuld: ....
aantal stellingen met een **O** waar je "ja"of "soms" hebt ingevuld: ....
aantal stellingen met een **C** waar je "ja" of "soms" hebt ingevuld: ....
wat scoort het hoogste?

Stellingen met een **H** gaan over de **eigen houding** van medewerkers wat betreft tijd. Bij een hoge score is er tijdstress. Je kunt kijken hoe dit komt en hoe je vanuit rust het werk kunt doen.

Stellingen met een **T** gaan over 'tijdvreters', de tijd die verspild wordt aan zaken die niet direct belangrijk zijn voor de cliënten.

Stellingen met een **S** gaan over de **samenwerking** in het team. Investeren in de samenwerking zal ervoor zorgen dat het team als geheel beter omgaat met tijd.

Stellingen met een **O** gaan over de **werkorganisatie, planning en roostering**. Een hoge score hierop betekent dat de planning kan worden verbeterd of de werkdruk beter moet worden verdeeld.

Stellingen met een **C** gaan over de **afstemming met cliënten**. Als er veel scores op deze stellingen zijn, dan is het nodig de tijdsinzet aan te passen aan de vraag en met cliënten in gesprek te gaan.

Maak een Tijddiagnose
- Vul de werkvorm Tijddiagnose in ◻tab. 3.1 in.
- Noteer jouw uitkomst.

....

Wat valt je op? Had je dit verwacht?
  Als je deze tijddiagnose met een groep maakt (collega's, studiegenoten):
- Wat zijn overeenkomsten en verschillen in jullie tijddiagnose?
- Waar heeft dit mee te maken?

Neem de uitkomst op in je Persoonlijk Tijdplan (▶tab. 1.1) en kijk of je actie nodig vindt.

3.6 Gebruik je invloed

Als het gaat om tijdsdruk zijn er factoren waar je wel en waar je géén invloed op hebt.

Stephen Covey, een Amerikaanse organisatiepsycholoog, heeft een model hiervoor ontwikkeld dat houvast geeft en helpt om onderscheid te maken (Covey 2010). In ◻fig. 3.4 zie je de uitwerking op het gebied van tijd.

In hoeverre ben je betrokken bij je werk, waar steek je de meeste tijd en energie in?

Iedereen voelt zich meer of minder betrokken bij allerlei zaken; gezondheid, relaties, kinderen, collega's, werkdruk, planning et cetera. Door een 'cirkel van betrokkenheid' te trekken kun je bepalen waar je aandacht voor hebt. Aan sommige zaken waarbij je tijdsdruk ervaart, kun je iets doen. Dit is de 'cirkel van invloed'. Die geeft het gebied aan waarin je iets kunt veranderen.

Wanneer je cirkel van betrokkenheid veel groter is dan je cirkel van invloed, maak je je druk over zaken waaraan je niets kunt veranderen. Dit geeft boosheid en frustratie. Bovendien krimpt je cirkel van invloed verder, omdat alle energie opraakt door zinloos getob.

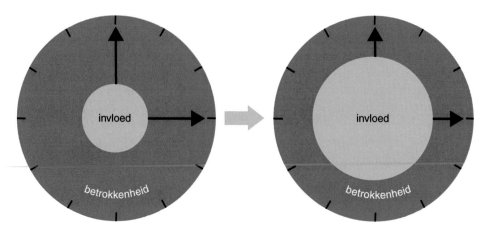

◘ **Figuur 3.4**   Tijdcirkel van betrokkenheid en invloed.

Praktijkvoorbeeld

Een zorgteam start de dagdienst met zes collega's op. Er is één medewerker ziek, die zich een kwartier voor de dienst ziek meldt. Om 7:30 is er kort vooroverleg. Dit loopt uit tot 8:15 uur, omdat de vijf overgebleven medewerkers het werk van hun zieke collega uitgebreid bespreken en de cliënten onderling verdelen.

Zij starten een halfuur later dan anders, met onvrede van de cliënten tot gevolg. Rond 11:00 wordt er koffie gedronken. De koffiepauze loopt ook een kwartier uit, omdat de medewerkers onderling hun frustraties uitgebreid bespreken.

Vragen
- Wat ligt in de cirkel van betrokkenheid naar jouw idee?
- Wat bevindt zich volgens jou in de cirkel van invloed van dit team?

Er zijn twee manieren om ervoor te zorgen dat de cirkel van invloed de cirkel van betrokkenheid meer gaat overlappen. Allereerst door je cirkel van invloed groter te maken. Dat kan door datgene waarvan je last hebt aan te pakken. Of door je in te zetten om een verandering te krijgen. Bijvoorbeeld: zorgen dat je altijd een beroep kunt doen op een collega van een andere dienst als er plotselinge uitval is.

Wanneer dat niet lukt, is het noodzakelijk je cirkel van betrokkenheid te verkleinen. Je kunt bijvoorbeeld ander werk zoeken of je minder druk maken over datgene waar je niets aan kunt doen.

Uit de praktijk: casus tijdsdruk op persoonlijk niveau

Liset, 39 jaar, heeft zeventien jaar ervaring in de verzorging, waaronder twaalf jaar in dit huis. Er is volgens haar veel veranderd in die tijd. 'Vroeger was er minder papierwerk, nu is er meer overleg en moet alles meer verantwoord worden', zegt ze. Dit is in haar beleving het verschil tussen de zorg toen en nu. Ze is alleenstaand, heeft een actieve vriendinnenkring en veel hobby's in de avonduren, waaronder creatieve bezigheden en koken. Wat maakt dat ze bij voorkeur dagdiensten draait. Soms van zes uur, soms van acht uur, afhankelijk van wat nodig is.

» Soms word je er wel nerveus van, die tijd. Ik kan mensen toch moeilijk zeggen: 'Ik heb geen tijd om te praten.' Dan loop je naar de deur en dan voel je dat ze willen dat je even bij ze komt zitten. Dat doe je dan, omdat ze je toch al weinig zien. Soms betrap ik me er dan op dat ik er niet helemaal met mijn hoofd bij ben. Dat vind ik eigenlijk heel erg. Ik vind die tijd een beetje dwangmatig worden. Soms begin je er 's morgens al mee. Soms na de koffie dat ik denk: Goh, dat moet ik nog allemaal doen. Als je dan een beetje uitloopt, dan heb je geen pauze eigenlijk. Dat is de reden dat ik vaak om 11 uur mijn boterham opeet. Dan denk ik: Dat zit er alvast in.

» Als ik een afspraak heb, dan heb ik een afspraak en dan moet ik er zijn, dan probeer ik er te zijn. Ik denk dat ik er daarom last van kan hebben als het niet lukt in mijn werk. Nee, ik ben thuis niet iemand van de klok. Ik ben niet zo erg bezig met tijd, thuis. Ik zie wel hoe dagen lopen tegenwoordig.

» Als er geen calamiteit is, begin ik rustig met mijn lijst. Op een gegeven moment heb ik zo veel op mijn lijstje staan, dan kom ik daar niet aan toe. Dan zijn er al weer zo veel dingen gebeurd. Dan ga ik de dingen alweer op een ander lijstje zetten omdat dat vandaag al niks wordt. Je werk wil je toch af hebben, maar ochtenden lopen altijd anders dan je op je lijst hebt staan. Je bent altijd met tijd bezig. Krijg je je telefoontjes en dan op een gegeven moment loop ik mezelf achterna.

» Eigenlijk wil ik altijd alles af hebben, omdat ik het anders moet overdragen aan een andere collega en dat vind ik heel vervelend. Maar dan moet ik ook eerlijk zeggen dat als we koffie drinken, soms dan blijf je weleens wat langer hangen en dan begin je alweer later. Dat moet ik eigenlijk weleens een beetje beter in de hand houden en dan toch weggaan, want ik heb alleen mezelf ermee.

» Als je naar de toekomst kijkt, dan denk ik: O, wat erg. Ja, nee ik denk niet dat het in dat opzicht beter gaat worden. (zorgmedewerker)

Vragen
— Wat vind je van het verhaal van deze zorgmedewerker? Met name de manier waarop zij tijdsdruk interpreteert?
— Welke factoren hebben met de organisatie te maken?
— Welke zijn persoonlijk?
— Welke vragen kun je stellen?
— Welk advies zou je willen geven?

Het is van groot belang om de eigen invloedssfeer te benutten. Hierdoor neemt de weer-baarheid toe en kun je, ook met elkaar als collega's, met meer plezier en met minder tijdsdruk werken.

Reflectievragen
- Bekijk nog eens de oorzaken van je eigen tijdsdruk met behulp van de opdrachten in de vorige paragraaf.
- Breng in kaart waar je invloed op hebt en waarop niet, of minder.
- Waar heb je heel veel last van? Wat vind je echt vervelend?

Neem de uitkomst op in je Persoonlijk Tijdplan (zie ▶ tab. 1.1).

Bekijk welke tips voor het hanteren van tijdsdruk in jouw situatie passend zijn.

Tips voor het hanteren van tijdsdruk
- Breng de beleving van tijdsdruk in kaart (hoe hoog, wanneer, welke situaties?).
- Onderzoek de oorzaken. Waar heb je invloed op?
- Communiceer met je cliënt over het tijdplan, zodat deze weet waar hij aan toe is.
- Let op je non-verbale gedrag. Onrust en haastig werken geven onrust bij zorgvragers.
- Blijf in het hier en nu. Door piekeren en zorgen ben je minder effectief.
- Laad de batterij op. Ga na je werk iets doen wat energie geeft.
- Wees trots op wat je doet. Kijk niet alleen naar wat je niet doet.

Persoonlijke Tijdstijlen

Samenvatting

Mensen die als cliënt gebruikmaken van zorg zijn verschillend in de manier waarop zij met hun dag omgaan. In dit hoofdstuk behandelen we zes tijdstijlen van cliënten. Duidelijk wordt dat zij andere vragen hebben als het om afstemming van zorg gaat op hun tijdsbeleving en ritme. Zorgmedewerkers reageren ook niet hetzelfde op tijdsproblemen en situaties in hun werk. Er zijn in de praktijk ook bij hen grote verschillen in tijdstijl. De lezer krijgt zes tijdstijlen van zorgprofessionals te zien en kan bekijken wat zijn voorkeursstijl is.

© Bohn Stafleu van Loghum, onderdeel van Springer Media BV 2016
G. Verbeek, *Tijd voor zorg, zorg voor tijd*, DOI 10.1007/978-90-368-1280-1_4

4.1   Tijdstijlen bij cliënten

Aan het stuur

Er zijn zorgvragers die in een tamelijk stabiele lichamelijke situatie verkeren en die graag 'aan het stuur' blijven (zie ◻fig. 4.1). Wat overigens wel met zware beperkingen gepaard kan gaan. Er is sprake van acceptatie van de lichamelijke beperkingen. Zorg en behandeling worden wel opgevat als noodzakelijke dienstverlening. Deze cliënten blijven het liefst in hun eigen huis wonen. Met hulpmiddelen en passende ondersteuning kunnen zij een actief leefpatroon handhaven met diverse sociale bezigheden, hobby's en (vrijwilligers)werk. Zij zitten 'aan het stuur' en hebben een dagritme met afspraken en activiteiten die (vaak) in de tijd gepland zijn. De cliënten zijn vaak erg gericht op het halen van doelen en het plezier van een actief leven: 'Ik haal alles eruit wat erin zit.' Wachttijd is een probleem, vooral als er sprake is van ondersteuning op afspraak, gezien het belang van de betrouwbaarheid in het maken van tijdsafspraken. Zodra de zorg 'klaar' is, heeft de cliënt alweer een volgende afspraak staan. De cliënt wil het liefst helemaal niet hoeven wachten.

Balans bewaken

Cliënten die letten op hun energiebalans hebben een redelijk overzichtelijke dag met activiteiten, maar ook duidelijke rustmomenten om overbelasting te voorkomen. De ochtend wordt bijvoorbeeld buitenshuis doorgebracht, een middag met rusten en de avond is voor sociale activiteiten of gebruik van media. Er is behoefte aan zekerheid wat betreft afgesproken tijden. Een uur wachttijd in de middag, waarbij de cliënt zittend in een rolstoel moet wachten tot hij in bed geholpen kan worden, is uitputtend. Het komt bij deze cliëntengroep niet aan op de minuut. Wachttijd moet binnen de perken blijven. Zorg is aanvullend op wat men zelf kan en verder goed planbaar van inhoud en omvang.

Pluk de dag

Er is een groep cliënten die juist helemaal niet klokgericht is. Deze mensen hebben te maken met lichamelijke klachten die een zekere mate van onvoorspelbaarheid hebben. Daardoor loopt de ene dag totaal anders dan de andere. Vandaag is er meer hulp nodig dan morgen. De ene dag kan de cliënt zich grotendeels zelf helpen, de volgende dag is er bij de dagelijkse levensverrichtingen veel meer hulp nodig. Door rekening te houden met de schommelingen die zich voordoen, deze zo veel mogelijk te accepteren en zich hieraan aan te passen, is er een optimale ruimte voor eigen bezigheden op de momenten dat de cliënt zich goed voelt. De vraag aan de ondersteuning qua timing is om vooral flexibel te zijn.

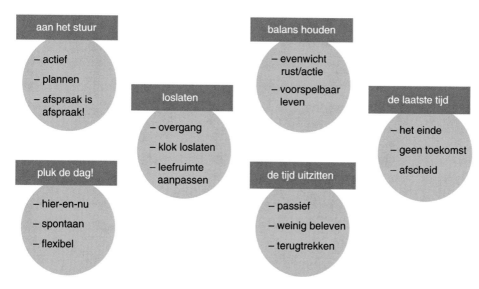

□ **Figuur 4.1**   Tijdstijlen van cliënten. Bron: Verbeek (2011a)

Loslaten van de klok

Er zijn cliënten die te maken hebben met overgangssituaties, zowel op lichamelijk gebied als op de terreinen van tijdsbesteding en tijdsbeleving. Zoals mensen die uit een actief, klokgericht levenspatroon komen en zich moeten aanpassen aan een nieuwe situatie. Het werken met geplande kloktijd maakt plaats voor een levensperiode waarin bijvoorbeeld sociale relaties belangrijker worden en de kwaliteit van de tijd een hogere waarde krijgt. Bij de timing van zorg is de klok wat minder het ijkpunt. Er wordt vooral veel waarde gehecht aan de ondersteuning bij het proces waarin men zit, zowel lichamelijk als mentaal. Als medewerkers in staat zijn om op de juiste manier aanwezig en beschikbaar te zijn, zonder zich op te dringen of onnodig over te nemen, wordt dit zeer op prijs gesteld.

De tijd uitzitten

Deze mensen hebben te maken met een (sterk) afnemende conditie en energie. Het is een proces van verlies van zelfstandigheid, eigenheid en bezigheden. De activiteiten van vroeger vervallen en vervagen. De cliënt komt nauwelijks buiten en wordt steeds passiever. Zij voelen zich afhankelijk, zonder veel eigen invloed op hun tijd. Hun tijdsbeleving is 'nu'-gericht, maar fatalistisch, waarbij het verleden geïdealiseerd wordt en de toekomst uitzichtloos lijkt. Er is sprake van 'leegte', verveling en zinloosheid bij de beleving van tijd. Cliënten hebben behoefte aan contact en aandacht tijdens de zorg, maar vinden het tegelijk moeilijk om dit te vragen, omdat zij de zorgrelatie als eenzijdig ervaren. Er is behoefte aan continuïteit en persoonsgerichte aandacht van bekende personen met wie een vertrouwensrelatie kan worden opgebouwd.

De laatste tijd

Voor een andere groep cliënten is het realiteit dat zij niet lang meer zullen leven. Het energieniveau is laag, er zijn vaak weinig eigen activiteiten. Sommige van deze cliënten lezen af en toe wat en ontvangen bezoek, maar op zo'n manier dat dit niet te veel vermoeit. De tijd raakt op. Het komt voor dat cliënten in deze fase behoefte hebben om de balans op te maken of iets willen 'afmaken' of meemaken. Vanuit deze cliëntengroep bekeken is kloktijd minder van belang in hun persoonlijke tijdsbeleving, evenmin als het bieden van ondersteuning op vaste tijden en volgens afspraak. Er is behoefte aan tijd in de vorm van beschikbaarheid, nabije (professionele) zorg, met aandacht voor lichamelijke, maar ook emotionele en existentiële aspecten.

4.2   Behoefte aan afstemming bij cliënten

Mensen met verschillende tijdstijlen hebben ook een andere behoefte aan afstemming op het gebied van zorgtijd. ◻Tabel 4.1 laat zien wat de invloed van tijdstijl is op de behoefte aan zorgtijd. Niet iedereen wil altijd 'meteen en snel' geholpen worden. En er zijn ook andere wensen wat betreft de kwaliteit van persoonlijke aandacht.

In grote lijnen vragen cliënten uiteenlopende wijzen van afstemming in tijd:
a. *Afstemming op klokgebonden tijdstippen*, waardoor de cliënt zijn of haar eigen dagritme en activiteiten kan voortzetten met zo min mogelijk verspilling aan wachttijd en energie. Het gaat daarbij om vaste afspraken maken en op tijd komen, op afspraak komen en het overleggen over eventuele veranderingen, zowel bij en door de cliënt als bij en door de medewerker. Er kan in goed overleg gezorgd worden voor een bepaalde mate van duidelijkheid en afstemming van persoonlijke tijdsorde van de cliënt en medewerkertijden.
b. *Afstemming op aandacht, persoonlijk contact en tempo*. Deze tijdsaspecten hebben een sterke belevingswaarde. Als medewerkers erin slagen om cliënten de juiste aandacht te geven en aan te sluiten bij het ritme van de cliënten, is de waardering hoog. Het geven van 'aandacht' is in een aantal situaties allesbehalve een luxe, maar kan bijdragen aan de situatie van verwerking en aanpassing door de cliënt, die gepaard gaat met ingrijpende wijzigingen in de gezondheidssituatie.
c. *Beschikbaarheid en aanwezigheid in tijd*: daarbij gaat het om oproepbaarheid, de zekerheid dat er ook zorg is buiten de afgesproken tijden als dat nodig is, de flexibiliteit die ervaren wordt in dringende situaties, zowel op lichamelijk gebied als bijvoorbeeld ook op emotioneel gebied bij de cliënten die gebruikmaken van terminale zorg. Hoewel er niet altijd beroep wordt gedaan op 'beschikbare zorg', is de betekenis groot voor de

◻ **Tabel 4.1** Tijdstijlen zorgvragers en hun behoefte aan afstemming.

type	lichamelijke situatie	tijdsbesteding	tijdsbeleving	timing van zorg
1. *aan het stuur*	stabiel voorspelbaar	actief	kloktijd belangrijk toekomstgericht	tijdsafspraken punctualiteit efficiency
2. *balans bewaken*	schommelingen voorspelbaar	afwisselend rust/ actief	klok van belang (bewaken balans)	flexibel/op afspraak voorspelbaar aanvullend
3. *pluk de dag*	onvoorspelbaar wisselende energie	per dag wisselend	klok minder belangrijk, van heden genieten	onvoorspelbaar meebewegen
4. *loslaten van de klok*	overgangsfase naar lager energieniveau	veranderend minder actief	transformatie kloktijd relativeren	afspraak/ ongepland beschikbaarheid vertrouwen
5. *de tijd uitzitten*	afnemend	vooral passief	leegte, zinloosheid fatalistisch heden	contact/ aandacht continuïteit in personen
6. *de laatste tijd*	terminaal	passief	existentiële beleving tijd raakt op op verleden gericht	beschikbaarheid continuïteit in zorg 'er zijn'

tijdsbeleving van met name cliënten in lichamelijk of geestelijk kwetsbare situaties. Denk aan het losschieten van de slang van een zuurstoffles bij iemand met ernstige COPD. Dan is acuut optreden nodig, een hoge alertheid en snelheid in de tijd.

Per tijdstijl zijn er wel weer verschillende accenten belangrijk. In het volgende overzicht vind je de verschillende aspecten op een rijtje gezet, zie ◻tab. 4.2.

Reflectievragen voor de eigen praktijk van zorgprofessionals
- ▬ Wat zou jouw persoonlijke tijdstijl zijn als je cliënt was?
- ▬ Welke tijdstijlen herken je bij cliënten met wie je werkt?
- ▬ Wat vind je weleens lastig?
- ▬ Hoe stem jij je werk af op diverse tijdstijlen?

Neem de uitkomst op in je Persoonlijk Tijdplan (▶tab. 1.1) en kijk of je actie nodig vindt.

◻ **Tabel 4.2**   Relevante tijdsaspecten bij afstemming.

Belangrijke tijdsaspecten voor afstemming tijdens de zorg, vanuit cliëntperspectief
dat de zorgverlener op een vaste tijd komt
dat de zorgverlener op tijd komt
dat de zorgverlener komt bij bellen
dat de zorgverlener op de afgesproken tijd komt
dat de cliënt niet lang hoeft te wachten op de zorgverlener
dat de zorgverlener de tijd neemt tijdens de zorg
dat er persoonlijke contact is tussen de cliënt en de zorgverlener
dat de zorgverlener aandacht voor de cliënt heeft tijdens de zorg
dat de zorgverlener vlot werkt
dat de zorgverlener rustig, zonder haast werkt
dat de zorgverlener en de cliënt overleggen over tijden
dat veranderingen aan elkaar worden doorgegeven
dat de cliënt de zekerheid heeft dat de zorgverlener er snel is

4.3   Tijdstijlen in de zorg

Zorgmedewerkers hebben een vergelijkbare variatie als het om tijdstijlen gaat. ◻Figuur 4.2 laat dit zien.

Georganiseerd en gepland

De 'georganiseerde' zorgmedewerker heeft overzicht, kan goed plannen en goed taken afwerken. Zij heeft zelden last van tijdsdruk, want zij heeft haar zaakjes goed op orde. De georganiseerde tijdstijl gaat samen met vaak op de klok kijken en bewust tijd indelen. Zorgprofessionals met deze tijdstijl hebben thuis ook vaak een georganiseerd leven. Het is voor hen volstrekt normaal om dat op het werk ook te doen. Zij vinden het ook minder erg om met een tijdschema te werken en zij kijken vooruit naar wat er verder in de tijd moet worden gedaan (bijvoorbeeld bestellingen die eraan staan te komen) en bereiden zich daarop voor.

Tijd nemen, hier en nu

Zorgprofessionals die de tijdstijl 'Tijd nemen' hanteren, zijn juist niet klokgericht en zij zijn ook niet zo met de toekomst bezig. Zij leven en werken in het hier en nu ('zen'), houden hun aandacht bij de cliënt, want voor hen willen zij 'er zijn'. Meestal hebben zij

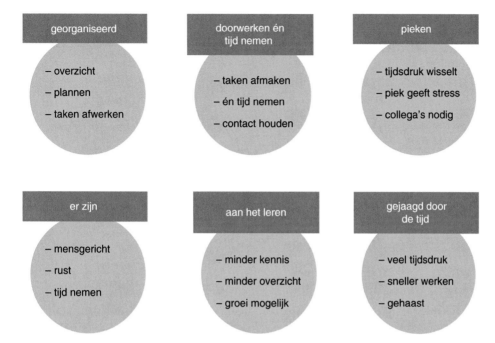

□ **Figuur 4.2**   Tijdstijlen van professionals. Bron: Verbeek (2011a)

weinig behoefte aan afgebakende werkindelingen. Zij werken spontaan en nemen de tijd die zij nodig vinden. Deze zorgmedewerkers hebben veel moeite met strakke tijdplanningen, omdat dit haaks staat op hun natuurlijke tijdstijl.

Doorwerken en tijd nemen

Er zijn zorgmedewerkers die het combineren: vlot doorwerken én het tijd nemen voor cliënten in balans hebben in hun werk. Over het algemeen werken zij in een tamelijk stevig tempo door, met bewust goed gebruik van de tijd en de klok, maar als een cliënt hen nodig heeft, dan laten zij hun takenlijsten meteen liggen en geven aandacht aan emoties of wat er ook maar van belang is bij de cliënt. Zij combineren de sterke kanten van het 'georganiseerd zijn' met de sterke kant van aandacht geven en 'er zijn', omdat zij hiertussen kunnen schakelen.

Soms is het rennen

Tot nu toe zijn tijdstijlen beschreven van medewerkers die meestal weinig last van tijdsdruk hebben. Er is een groep collega's die dat wel heeft, vooral op piekmomenten in de zorg. Mensen die last hebben van piekdrukte, hebben moeite om goed om te gaan met situaties waarin er veel verschillende vragen tegelijk op hen afkomen, die zij niet allemaal kunnen beantwoorden. Het kost hen moeite om dat zonder stress te doen. Zij hebben collega's nodig om te zorgen dat de druk niet te hoog oploopt.

Gejaagd door de tijd

Er zijn ook medewerkers, 'gejaagd door de tijd', die voortdurend last hebben van het feit dat ze niet de kwaliteit kunnen leveren die ze zouden willen bieden. Zij gaan steeds harder rennen en haastiger werken. Met als gevolg dat zij fouten maken, afspraken niet kunnen nakomen, steeds meer spanning gaan voelen en uiteindelijk de kans lopen ziek te worden.

Aan het leren

Tot slot is er een groep die 'aan het leren' is. Dit kunnen leerlingen of stagiaires zijn, maar ook nieuwe collega's die nog niet ingewerkt zijn. Omdat zij het overzicht en soms de ervaring missen, werken zij minder efficiënt. Tijdsdruk ontstaat als zij zich vergelijken met collega's die wel vlot doorwerken. Verder kennen zij de cliënten nog niet zo goed, waardoor er nog niet een vanzelfsprekende aansluiting op de tijdstijl van cliënten is. Als zorgprofessionals met deze tijdstijl goed opgevangen worden, dan kunnen zij overgaan naar één van de tijdstijlen waarin tijdsdruk minder sterk speelt.

4.4   Tijdstijlen en tijdsdruk

Als je een bepaalde persoonlijke tijdstijl hebt, kan dat meer of minder tijdsdruk geven. In ◻tab. 4.3 vind je het verband terug.

4.5   Ken je eigen tijdstijl!

De interactieve werkvorm (◻tab. 4.4) helpt je om meer zicht te krijgen op je eigen tijdstijl en hoe je je daarover voelt. Wat gebeurt er met je tijd en hoe is globaal genomen je gevoel of beleving over de tijd die je in je werk hebt?

☐ **Tabel 4.3** Typologie: timing van zorg vanuit het tijdsperspectief van medewerkers.

	tijdsbesteding	tijdsbeleving	afstemmings-wijze	tijdsdruk
1. *gestructureerd*	gestructureerd vanuit eigen overzicht taakgericht	kloktijd belangrijk toekomstgericht	plannen indelen werk verdelen	weinig tot geen
2. *tijd nemen, hier en nu*	actief aanwezig flexibel mensgericht	'er zijn' behoefte zorgvrager is leidend kloktijd is niet uitgangspunt	prioriteiten tijd nemen rust bewaren	weinig tot geen
3. *doorwerken en tijd nemen*	afgebakend en/of gepland, vanuit een (tijd)lijst	kloktijd in werk belangrijk loslaten t.b.v. zorgvrager	tijd nemen, waar nodig afspraken zorgvrager/collega's	weinig
4. *soms is het rennen*	ad hoc werken beperkingen werkstructuur	soms last van de klok te weinig tijd op specifieke momenten	beroep op collega's doen	hoog op piekmomenten
5. *gejaagd door de klok*	werkstructuur ontbreekt of onderbroken	veel last van de klok gehaast en gejaagd geen grip op tijd te veel moeten doen	sneller proberen te werken	vaak en/of veel
6. *aan het leren*	structuur/overzicht in ontwikkeling	af en toe last van de klok onzeker over invulling (werk)tijd	beroep doen op ervaren collega's	ja, afnemend

Hoe we de tijdsdruk in ons werk ervaren, is heel verschillend. Vaak zijn we ons dit ten dele bewust. De werkvorm helpt je om meer zicht te krijgen op de manier waarop dit bij jou is en hoe je je daarover voelt. Vul de lijst uit ☐tab. 4.4 in en kruis aan wat van toepassing is.

Tel de antwoorden en bekijk waar je het meest 'ja' hebt ingevuld. In welk 'blok' is dit het geval? Bekijk de uitleg: herken je je in het beeld van één van deze typen tijdsbeleving?

Tabel 4.4   Werkvorm: hoe is jouw tijdstijl?

	werkvorm: hoe is jouw tijdstijl?	is dit zo bij jou?		
		ja	soms	nee
1	ik kijk vaak op de klok als ik werk	☐	☐	☐
2	ik plan mijn werkdag en wat ik doe	☐	☐	☐
3	ik maak graag afspraken en ben dan op tijd	☐	☐	☐
4	ik heb een prima overzicht over het werk	☐	☐	☐
5	ik let liever niet op de klok	☐	☐	☐
6	de cliënt krijgt alle aandacht	☐	☐	☐
7	ik bewaar altijd mijn rust	☐	☐	☐
8	ik neem gewoon alle tijd voor de cliënt	☐	☐	☐
9	ik ben georganiseerd én flexibel	☐	☐	☐
10	ik hou van lekker vlot doorwerken	☐	☐	☐
11	ik neem de tijd die nodig is	☐	☐	☐
12	ik schakel gemakkelijk in werktempo	☐	☐	☐
13	ik heb stress op sommige diensten	☐	☐	☐
14	ik heb moeite met piekmomenten	☐	☐	☐
15	ik vermijd te drukke diensten	☐	☐	☐
16	ik vind het erg vervelend als ik allerlei vragen tegelijk krijg	☐	☐	☐
17	ik voel me gejaagd en onrustig als ik werk	☐	☐	☐
18	ik probeer steeds sneller te werken	☐	☐	☐
19	ik moet veel te veel doen in veel te weinig tijd	☐	☐	☐
20	ik heb er last van dat ik zo weinig tijd heb	☐	☐	☐
21	het werk is nog zo nieuw voor mij	☐	☐	☐
22	ik werk langzamer dan andere collega's	☐	☐	☐
23	ik vergelijk wat ik doe met wat anderen kunnen	☐	☐	☐
24	ik zou graag een beter overzicht willen hebben over mijn werk	☐	☐	☐

Meeste 'ja' bij vragen 1–4: Jij hebt de klok in je vingers!
Jij kunt uitstekend plannen en organiseren. Last van tijdsdruk heb je niet zo gauw, want je ziet het al ver van tevoren aankomen. Je zorgt dat je alle belangrijke taken goed afwerkt. Waarschijnlijk heb je een goed overzicht over het werk. Pas op dat je niet te veel op je planning en routine gaat werken. Soms veranderen de omstandigheden of hebben cliënten opeens andere behoeftes. Ontspan af en toe en houd je aandacht bij je cliënt.

Meeste 'ja' bij vragen 5–8: 'Er helemaal zijn' is jouw tijdstijl

Je geeft graag alle aandacht aan cliënten, zonder dat je op de klok let. Je gaat soepel om met verstoringen en veranderingen in het werk. Je neemt gewoon de tijd die nodig is. Als je 'op tijd' en met duidelijke tijdafspraken moet werken, vind je dit misschien minder prettig. Het kan ook zijn dat je weleens uitloopt met je werk. Als dat een probleem wordt voor jezelf, je cliënt of je collega's: breng dan wat meer structuur aan en kies wat je belangrijk vindt. Kom je afspraken beter na. Houd er rekening mee dat de klok voor anderen (cliënten, collega's) belangrijker kan zijn dan voor jou.

Meeste 'ja' bij vragen 9–12: Doorwerken en tijd nemen

Jij combineert de goede planning en structuur van de eerste tijdstijl met de manier van aandacht geven van het tweede type. Je vindt het lekker om vlot door te werken, maar zo nodig laat je alle to-dolijstjes los om over te schakelen naar het tempo of de situatie van je cliënt. Zorg dat je wel blijft werken in een afwisselende baan die jou dit kan geven. Het moet niet saai voor je worden. Het tempo van werken mag niet te laag voor je worden.

Meeste 'ja' bij vragen 13–16: Je bent soms aan het rennen!

Vaak kun jij je werk goed doen, maar soms heb je opeens last van tijdsdruk, op sommige dagen of sommige momenten van de dag. Je vindt het dan weleens moeilijk om alle vragen goed te beantwoorden of te bepalen wat het eerst gedaan moet worden. Als cliënten mopperen heb je het gevoel dat het aan jou zou kunnen liggen. Het kan zijn dat je het lastig vindt om te bepalen wat de prioriteiten zijn. Als je deze tijdstijl hebt, is het belangrijk om te bekijken wat maakt dat je piekdrukte niet prettig vindt. Het kan zijn dat je je vaardigheden op het gebied van werkorganisatie kunt verbeteren. Maak gebruik van een werkindeling, waarbij je de prioriteiten op een rijtje hebt. Leer (goed) nee te zeggen en draag over als het nodig is.

Meeste 'ja' bij vragen 17–20: Je wordt gejaagd door de klok

Je voelt je vaak onder tijdsdruk staan, misschien wel elke dag. Er is altijd te veel werk en je denk dat het nooit meer goed gaat komen. Je ziet ertegenop hoe het verder gaat in de zorg. Als je naar huis gaat, neem je de tijdsdruk mee. Je kunt moeilijk tot rust komen. Als je deze tijdstijl hebt, is het heel belangrijk om je tijdvaardigheden te verbeteren. Of anders een werkplek te zoeken die (beter) bij je past. Maak je gevoel van tijdsdruk bespreekbaar en kijk wat je er zelf aan kunt doen. Mogelijk goed om te beginnen met meer rust in je houding. Vertraag je tempo iets, dan maak je minder fouten. Neem je tijdsdruk serieus, anders kun je opbranden in dit werk.

Meeste 'ja' bij vragen 21–24: Je bent aan het leren

Je bent mogelijk nieuw in dit werk of in dit team. Jouw tempo is daardoor lager dan dat van anderen en je hebt minder overzicht. Put jezelf niet uit! Vraag hulp aan collega's. Kijk mee bij een collega met een andere tijdstijl, bijvoorbeeld iemand die heel georganiseerd is en vraag hoe zij het aanpakt. Accepteer dat jij een tijd langzamer zult werken. Vraag desnoods om iets meer tussentijd, zodat je je werk bij de cliënt goed kunt afronden. Vergeet niet om stil te staan bij wat je allemaal leert.

Je antwoorden zijn verdeeld over de lijst: gemengde tijdstijl

Het kan zijn dat je antwoorden niet in één tijdstijl passen, maar dat je er meer dan één hebt. Het kan ook zijn dat je in een overgangsfase zit van de ene tijdstijl naar de andere. Wat zou je voorkeur hebben als je kijkt naar de verschillende tijdstijlen? Waar zou je je het beste bij voelen? Zijn er collega's die je kunt vragen om je daarbij te steunen?

Neem de uitkomst op in je Persoonlijk Tijdplan (▶tab. 1.1) en kijk of je actie nodig vindt.

Competenties en Vaardigheden

Samenvatting

In dit hoofdstuk worden de competenties en vaardigheden beschreven die van belang zijn om goed met tijd om te gaan in de zorg. Dit gebeurt aan de hand van het Praktijkprofiel *Tijd voor zorg, zorg voor tijd* (Verbeek 2014). We bekijken eerst wat de belangrijkste competentiegebieden en competenties zijn. Vervolgens gaan we in op de concrete tijdvaardigheden voor het werken in de zorg.

© Bohn Stafleu van Loghum, onderdeel van Springer Media BV 2016
G. Verbeek, *Tijd voor zorg, zorg voor tijd*, DOI 10.1007/978-90-368-1280-1_5

5.1   Competentiegebieden

In het beroepenhuis *Leren van de toekomst* (Verpleegkundigen en Zorgprofessionals 2020) worden voor de zorg de volgende competentiegebieden onderscheiden, op basis van CanMEDS (Canadian Medical Education Directions for Specialists):

- Vakinhoudelijk handelen, rol als zorgverlener.
- Samenwerking, rol als communicator.
- Kennis en wetenschap, rol als lerende professional.
- Maatschappelijk handelen, rol als gezondheidsbevorderaar.
- Organisatie, rol als organisator.
- Professionaliteit en kwaliteit, rol als professional en kwaliteitsbevorderaar.

5.2   Uitgangspunten competenties omgaan met tijd

Belangrijke uitgangspunten voor kerncompetenties om goed met tijd om te gaan zijn de volgende:

- Benutten van eigen kracht, creativiteit en invloed van mensen (aansluiting excellente zorg, zeggenschap beroepsuitoefening).
- Meer balans en evenwicht tussen de harde (economische) en zachte kant (aandacht) van zorgtijd.
- Anders organiseren, herinrichting van het werk, laten verdwijnen van ballast ten gunste van de cliënt. Meer innovatief organiseren van zorg.
- Reflectie als beroepsbeoefenaar op het gebruik van tijd, de keuzes als individu en als team.
- Samenwerken met mantelzorgers en sociale netwerken.

5.3   Profiel van tijdcompetenties

Toegepast op het omgaan met tijd, geeft dit het volgende model van competenties (◘fig. 5.1).

1. Houding tegenover tijd

Bij deze competentie gaat het primair om een houding van aandacht en rust tegenover cliënten, ook in tijden van drukte. Deze competentie is essentieel, omdat het werken met (tijd)stress ten koste gaat van de andere vier competenties.

Zorgprofessionals zijn zich bewust van het belang van het bewaren van innerlijke rust en ook van het geven van aandacht in het hier en nu. Om dat ook in praktijk te brengen in de hectiek van alledag is een leerproces nodig.

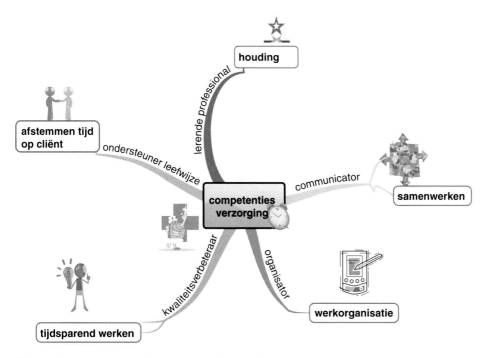

□ Figuur 5.1   Competenties Tijd voor zorg.Bron: Verbeek (2014a)

» Ik probeer rust over te dragen aan cliënten en die voel ik zelf ook steeds meer. Ik had er vroeger last van als ik het idee had dat ik te langzaam werkte. Ik deed er alles aan om te voorkomen dat mijn collega's of de leiding me te sloom vonden werken. Mensen mogen me nu zeggen wat ze ervan vinden, maar ik bepaal zelf wat ik belangrijk vind en hoe snel ik het doe. Ik kom daardoor heel rustig over. Als ik dat niet heb, die houding, dan stapelt de stress zich op. Ik laat me nu niet meer opjagen. Uiteindelijk doe je dan meer, want je doet het één voor één en je geeft echte aandacht. In plaats van dat je alles half doet.

2. Afstemmen op tijd cliënt

De afstemming op de ritmiek van cliënten, met de rol van de zorgprofessional als onder-steuner van de dagelijkse leefwijze van cliënten. Hierbij is de zorgmedewerker actief bezig om haar eigen werk zo in te richten dat zij cliënten maximaal tegemoetkomt in hun dagelijkse bezigheden. Het dagritme van de cliënt is het uitgangspunt voor het maken van afspraken over zorg en ondersteuning.

In de praktijk blijkt dat zorgprofessionals botsingen ervaren met hun cliënten als zij niet op dit ritme kunnen werken.

» Bij ons is sprake van een groot probleem wat betreft de tijd waarop de bewoners ons oproepen. We hebben piektijden waarop de bellen je om de oren vliegen. Iedereen wil tegelijk geholpen worden. Dan weer zit je duimen te draaien, want dan komt er niemand. En als je te vroeg bent en je staat voor iemands deur, dan kan het zijn dat ze je niet binnenlaten. Je staat er dan maar. Ik heb ook het idee dat bewoners elkaar aansteken. Je hoort de bellen overal, dus dan denkt iedereen: 'Laat ik nu ook maar bellen anders ben ik te laat aan de beurt'.

In bovengenoemde casus blijkt dat het uitzoeken van de reden waarom mensen veel bellen en vragen stellen naar de concrete behoefte aan ondersteuning en (vooral ook) hier betere afspraken over maken, kan leiden tot meer rust en stroomlijning in de zorg. Er is bij cliënten vertrouwen nodig dat zij ervan op aan kunnen dat de zorg komt.

3. Samenwerken in de tijd

Goed samenwerken blijkt een groot verschil uit te maken voor de praktische inzet van zorgtijd bij de cliënt. Vaardigheden zijn van belang op het gebied van overdracht, snel en effectief overleggen, delegeren dan wel overdragen van afspraken en zo nodig aanpassen van zorgtijden aan de mogelijkheden en behoeftes.

In de praktijk zijn er in veel teams tijdsproblemen wat betreft de onderlinge samenwerking.

» Ik vind dat we niet efficiënt overleggen. Dat kan echt een stuk beter. Het kost ons te veel tijd om alles over te dragen en we vergeten te veel, wat klachten geeft en gemopper. We gaan nu de hele communicatie kritisch doornemen om onze afspraken onderling te verbeteren.

Bij het samenwerken in de tijd is het maken van haalbare afspraken en deze realiseren belangrijk. Steeds meer is ook het netwerk om de cliënt heen van belang als het gaat om de samenwerking rondom cliënten om zorg maar ook welzijn mogelijk te maken. Zorgprofessionals zullen zich een vorm van timemanagement eigen maken die verder gaat dan de directe zorg.

4. Werkorganisatie

Hier gaat het om het beheren van de eigen werkorganisatie, de rol van verzorgende/verpleegkundige als organisator van het eigen werk. Tot deze competenties behoort het opzetten van de eigen dagindeling, de werkplek, het praktisch beheer van noodzakelijke hulpmiddelen en het houden van een overzicht in het eigen werk.

Organisatorische contexten zijn aan veel verandering onderhevig en zorgmedewerkers hebben hierin eigen verantwoordelijkheid voor het op orde houden van hun werkomgeving, waaronder efficiënte inrichting van de werkplek, de ICT en andere systemen en de werkorganisatie bij de cliënt.

» Ik werk op een plek waar andere collega's ook aan hetzelfde bureau werken. We hebben de afspraak dat je alles op een vaste plek hebt, zodat je altijd weet waar het plakband is als je dat nodig hebt. Vroeger zocht ik weleens een halfuur voor ik het vond.

5. Tijdsparend werken

Dit betreft de rol van de professional als kwaliteitsverbeteraar van haar eigen werk. Je kijkt hoe je 'ruis' en inefficiënt handelen kunt aanpakken.

Tijdsparend werken is van groot belang om voldoende tijd direct aan cliëntenzorg te besteden. Dit betekent dat werkprocessen voortdurend aangepast worden zodra deze te veel tijdsbeslag gaan vragen. Bij 'tijdsparend werken' gaat het om 'Lean' maken en houden van het werk, systematisch verminderen van overbodige inzet aan loopbewegingen, materiaalgebruik, administratie, onderbrekingen, wachttijden enzovoorts. Tijdsparend werken is geen luxe. Er zijn tal van plekken waar tijdwinst te halen valt.

» Een bron van ergernis waren bij ons de verbandmiddelen en inco's. De indeling was niet handig en dat merkte je als je snel iets moest zoeken. Dan tuurde je alle pakketten langs tot je de juiste naam gevonden had. We hebben dit met twee collega's op een rustige middag in één klap anders georganiseerd.

> **Reflectievragen**
> - Welke competenties ervaar je als sterk bij jezelf?
> - Hoe heb je die kunnen ontwikkelen?

5.4 Tijdvaardigheden

Bij elke competentie horen vaardigheden:
- Houding ten opzichte van tijd.
- Rust bewaren.
- Het belangrijkste tijd geven.
- Eigen grenzen kennen.
- Terugschakelen bij stress.
- Inzicht eigen tijdstijl.
- Balans tussen werk en privé.

Bij deze vaardigheden gaat het primair om bewustwording van de eigen houding ten opzichte van tijd, gebruik van eigen invloed en het adequaat hanteren van de ervaren tijdsdruk. Het betreft een combinatie van (op tijd) het goede tempo kiezen, voorkomen van stress en behoud van aandacht en rust. De beroepsbeoefenaar heeft eigenaarschap over haar tijd. Niet alleen de omstandigheden om haar heen bepalen hoe haar snelheid en werkritme loopt. Zij kan zelf schakelen als dat nodig is. Kernelement is goed weten wat echt belangrijk is op een bepaald moment en persoonlijke keuzes (durven) maken. Inzicht in de eigen voorkeursstijl wat betreft tijd is van belang.

1. **Afstemmen op tijd cliënt (en eventuele mantelzorgers):**
   - Overleg met de cliënt over tijd.
   - Afstemmen op dagritme van de cliënt.
   - In kaart brengen tijdwensen van de cliënt
   - Aandacht houden bij de cliënt.
   - Het tempo van de cliënt volgen.
   - Deelname van de cliënt aan de samenleving ondersteunen.

Goed omgaan met eigen tijd, energie en dagelijks leven is vaak een probleem voor mensen die langdurig gebruikmaken van zorg, evenals hun ondersteuners. De feitelijke daginvulling en ook de tijdsbeleving in geval van een (nieuwe) aandoening kan verschuiven, omdat de ritmiek van het lichaam anders wordt. Bepaalde bezigheden vervallen, er komen nieuwe activiteiten voor in de plaats. Sommige cliënten vertragen hun tempo of zorgen ervoor dat er rusttijd is.

De wijze waarop cliënten de afstemming van zorgtijd op eigen tijd ervaren, loopt sterk uiteen. Dit heeft behalve met de lichamelijke situatie ook te maken met persoonlijke opvattingen over tijd en keuzes over het verdere leven. Knelpunten ervaren cliënten als zij geen tijdsafspraken kunnen maken die aansluiten op de eigen dagindeling, maar ook als er wachttijden zijn en tekorten aan aandacht en beschikbaarheid in de tijd.

Er zijn diverse praktische vaardigheden om de zorgtijd te laten passen bij de cliënt. Om te beginnen goed overleg over tijdsvoorkeuren, het tempo volgen van de cliënt en de deelname aan activiteiten en contacten zien als belangrijk vanwege zelfmanagement-ondersteuning, en daar ook eigen handelingen en zorg op inzetten.

2. Samenwerken in de tijd:
- Werkverdeling in het team.
- Onderlinge steun en opvang bij tijdsdruk.
- Effectief vergaderen.
- Beknopt rapporteren.
- Delegeren en overdragen.
- Samen keuzes maken.

Concrete vaardigheden gaan over de communicatie en het praktische samenwerkings-proces in het team dat een gestroomlijnd werkproces mogelijk maakt. Door zorgprofessionals wordt de werkcultuur genoemd wat betreft samenwerking, het gevoel van wel of niet een beroep kunnen doen op collega's.

3. Werkorganisatie:
- Overzicht houden.
- Een planning maken.
- Werken met indicaties.
- Afspraken nakomen.
- Omgaan met gelijktijdige activiteiten.
- Opgeruimde werkomgeving

De praktische vaardigheden hier beginnen met een goed eigen overzicht over wat er gedaan moet worden, inclusief de veranderingen die zich voor kunnen doen in complexe zorgsituaties. Er is een structuur nodig rondom inzet van tijd, uren, afspraken en tegelijkertijd kan er iets tussendoor komen en moet soepel ingespeeld worden op ongeplande zaken.

De werkorganisatie (◘fig. 5.2) van nogal wat zorginstellingen is aan herziening toe. In steeds meer organisaties werken professionals zelfsturend; zij zijn verantwoordelijk voor de organisatie van hun eigen werkprocessen.

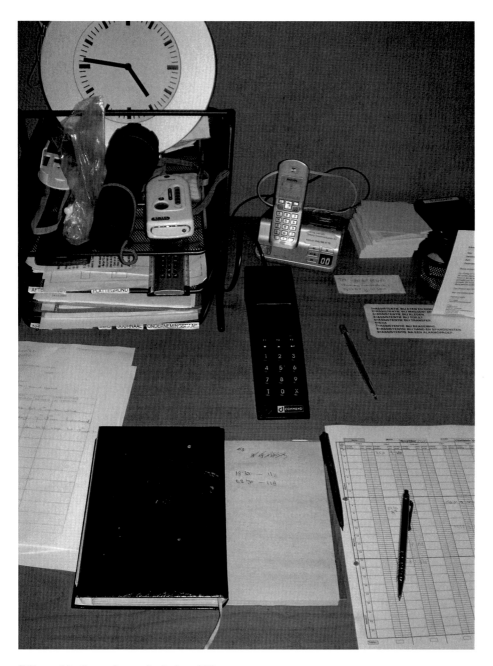

■ **Figuur 5.2** Een werkomgeving in de praktijk.

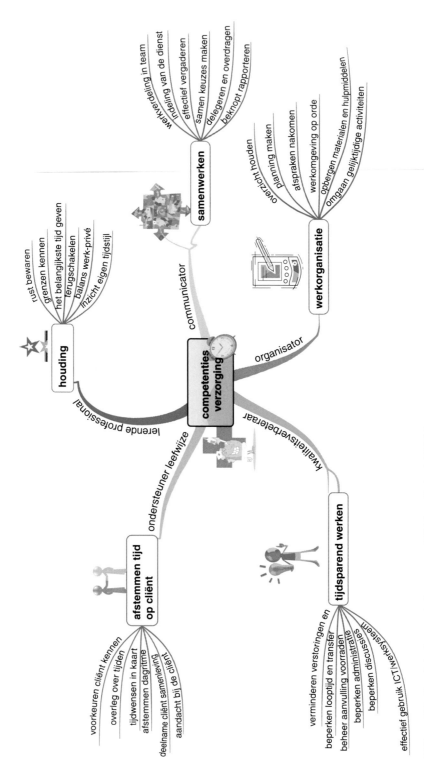

samenwerken
- werkverdeling in team
- indeling van de dienst
- effectief vergaderen
- samen keuzes maken
- delegeren en overdragen
- beknopt rapporteren

werkorganisatie
- overzicht houden
- planning maken
- afspraken nakomen
- werkomgeving op orde
- opbergen materialen en hulpmiddelen
- omgaan gelijktijdige activiteiten

houding
- rust bewaren
- grenzen kennen
- het belangrijkste tijd geven
- terugschakelen
- balans werk-privé
- inzicht eigen tijdstijl

communicator

organisator

competenties verzorging

lerende professional

kwaliteitsverbeteraar

ondersteuner leefwijze

afstemmen tijd op cliënt
- voorkeuren cliënt kennen
- overleg over tijden
- tijdwensen in kaart
- afstemmen dagritme
- deelname cliënt samenleving
- aandacht bij de cliënt

tijdsparend werken
- verminderen verstoringen en
- beperken looptijd en transfer
- beheer aanvulling voorraden
- beperken administratie
- beperken discussies
- effectief gebruik ICT/werksysteem

Figuur 5.3   Vaardigheden voor het omgaan met tijd.Bron: Verbeek (2014b)

4. Tijdsparend werken:

- Prioriteiten stellen.
- Goed gebruikmaken van ICT- en werksysteem.
- Verminderen verstoringen en fouten.
- Beperken administratie en registratie.
- Beperken looptijd en verplaatsen.
- Beperken discussies.

Tijdsparend werken past in een tijd van tegengaan van verspilling in de verzorging en verbeteren van de inzet ten behoeve van de cliënt. Bij de vaardigheden rondom tijdsparend werken is ook het aansluiten bij 'Lean'-principes om processen op te schonen en efficiënter te maken. Om tijdsparend te werken is inzicht nodig in de feitelijke besteding van tijd. Op dit moment worden tijdregistraties in de zorg vaak voor externe doelen gebruikt, zoals verantwoording over de geleverde productie. Door zelf zicht te krijgen op de tijdsbesteding en verspillingen in het werkproces, krijgen zorgmedewerkers de mogelijkheid om deze op te lossen en hun tijd aan de kern van het werk te besteden.

In ◘fig. 5.3 wordt dit in beeld gebracht.

- **Reflectievragen**

Onderstaande reflectievragen kun je benutten bij wijze van eerste bewustwordingsoefening. Ze zijn zowel geschikt voor individuele reflectie als voor een open gesprek in groepen.

Reflectievragen

- In welke zorgsituaties (in werk of stage) ervaar je knelpunten?
- Welke tijdvaardigheden zou je in die situaties kunnen gebruiken?
- Welke vaardigheden zou je meer bij jezelf willen ontwikkelen?

Neem de uitkomst op in je Persoonlijk Tijdplan (▶tab. 1.1) en kijk of je actie nodig vindt.

Tijd nemen voor zorg

Samenvatting

Wat gebeurt er als zorgmedewerkers hun tijdvaardigheden gaan gebruiken om toe te komen aan de kerntaken in de zorg? Bewust tijd nemen levert tijd op en maakt de zorg effectiever. In dit hoofdstuk laten we dit zien met ervaringen en voorbeelden uit de praktijk. We beginnen met de belangrijke vaardigheid van 'rust bewaren', tijdens het bieden van zorg of behandeling of andere werkzaamheden. Het is mogelijk om keuzes te maken om gericht tijd te nemen, speciaal in het contact met cliënten. Het hoofdstuk bevat praktische handvatten om af te stemmen op de tijdstijl en het dagritme van cliënten. Ook komt het bewust tijd nemen voor eigen leerprocessen aan bod.

© Bohn Stafleu van Loghum, onderdeel van Springer Media BV 2016
G. Verbeek, *Tijd voor zorg, zorg voor tijd*, DOI 10.1007/978-90-368-1280-1_6

6.1   Rust bewaren

Waar gaat het om?

Werken in de zorg vraagt om een houding van 'rust'. Natuurlijk is het van belang om vlot door te werken, maar uiteindelijk werk je met mensen. Jouw gedrag van haast of 'drukte' heeft invloed op de manier waarop zij de zorg ervaren. Als je gespannen werkt, dan merken mensen dat. Het kan zijn dat ze daardoor minder aan je vragen of je juist overladen. Als je een rustige houding hebt en jezelf ook rustig voelt, dan kun je veel aan. Je bewaart het overzicht en je bent er voor de ander. Omdat je je niet gespannen voelt, kun je ontspannen reageren op wat er gebeurt en maak je contact met cliënten en collega's. Voor jezelf is het grote voordeel dat je minder stress hebt en minder moe thuiskomt.

> Observeer tijdens een dienst
> — Welke momenten van rust en onrust heb je?
> — Op welke momenten voel je 'druk'?
> — Hoe voel je je dan? Wat gebeurt er met je ademhaling?
> — Hoe reageert de cliënt op jou? Ervaar je invloed van jouw onrust op de ander?
> — Wat helpt je om je weer rustiger te voelen?

Vraag ook eens aan een cliënt en een collega hoe je op hen overkomt wat betreft 'drukte'.

> Tien tips om rust te bewaren
> 1. *Begin je dienst altijd op tijd of kom iets eerder.*
>   Dan begin je goed en neem je geen stress mee van huis.
> 2. *Concentreer je op één ding tegelijk. Telkens focussen kost tijd.*
> 3. *Gebruik je bioritme.*
>   Op je sterkste momenten (ochtend/middag/avond) de moeilijkste dingen doen.
> 4. *Als je merkt dat je gaat rennen: verlaag je tempo bewust. Loop iets langzamer.*
> 5. *Zeg niet: 'Ik heb te veel te doen', maar: 'Wat kan ik laten liggen?'*
>   Daarmee verlaag je de druk onmiddellijk.
> 6. *Houd plezier vast, gebruik je humor.*
> 7. *Beperk het gebruik van gsm en sociale media tot het hoogst noodzakelijke.*
>   Neem zo min mogelijk privé-onrust mee op je werk.
> 8. *Neem bij hectische diensten een korte time-out van 2 minuten.*
>   Volg je adem 1 minuut lang, 20 keer, ontspan de schouders.
> 9. *Kijk elke dienst aan het eind even terug op hoe het ging. Draag over en laat los.*
> 10. *Stop op tijd. Respecteer je eigen grenzen.*
>
> Kies één of twee tips en probeer ze een week lang uit.
> Verzin jouw eigen supertip en deel die met studenten/collega's.

6.2 Bewust omgaan met tijd

» Ik voelde me altijd gehaast in mijn werk. Het gaf druk. Alsof er iemand achter me keek
of ik wel hard genoeg doorwerkte. Ik had ook altijd het idee dat ik tijd tekort kwam voor
alles. Het was alsof het alleen maar erger werd. (verpleegkundige thuiszorg)

Soms wordt er wat lacherig over gedaan en gezegd dat 'tijdsdruk vooral tussen de oren
zit'. In een strakke werkcultuur wordt van medewerkers verwacht dat zij nog harder werken en minder pauzes nemen. Wat er dan gebeurt, is dat de beleving van tijdsdruk ont-
kend wordt, terwijl deze alleen maar toeneemt. In andere teams en zorgorganisaties is
'tijd' een factor die leidt tot klagen en mopperen, wat ook uiteindelijk weer ten koste gaat
van de tijd.

Het persoonlijk gevoel over tijd is te benutten om te praten over de oorzaken erachter. Concreet maken van situaties van ervaren tijdsdruk laat zien waar het probleem zit.
Vervolgens kan men in het team gerichter kijken naar momenten waarop tijdsdruk voelbaar is. Het is mogelijk het hele dienstenpatroon door te lichten. Een vervolgstap is het
maken van een diagnose. Waar zitten belangrijke knelpunten en wat kan hieraan gedaan
worden? Het bespreekbaar maken en uitwisselen van opvattingen brengt een gesprek op
gang in het team. Dit helpt om weer zicht te krijgen op eigen invloed en mogelijkheden.
De ervaring laat zien dat hier altijd mogelijkheden zijn om zelf beter met tijd om te gaan.
Doel is dan het versterken van de competenties en vaardigheden. Dit begint altijd met
bewustwording van eigen mogelijkheden.

Praktijkvoorbeeld

Een team werkt met de tijdstijlen voor cliënten en medewerkers. Alle medewerkers
kijken welke tijdstijl bij hen past en zoeken een vaardigheid uit die zij willen ontwikkelen.
Zij vragen vervolgens collega's en ook cliënten wat zij hiervan vinden. Een cliënt geeft
aan dat een ziekenverzorgende altijd weinig tijd voor haar heeft. Bij nader vragen blijkt
het te gaan om druk gedrag waar de cliënte last van heeft. Door haar tempo iets te
vertragen krijgt de cliënte naar haar gevoel meer rust en aandacht tijdens de zorg. Die
zorg gaat daardoor uiteindelijk minder tijd kosten, omdat de zorg soepeler loopt.

Zorgmedewerkers kunnen door hun tijdkwesties te onderzoeken verrassende ontdekkin-
gen doen, die hen helpen om de zorg te verbeteren en beter af te stemmen op hun cliënten. Tegelijk verbetert hun werkorganisatie en daalt de tijdsdruk.

Praktijkvoorbeeld

Een ernstig incident, waarbij een verstandelijk gehandicapte bewoner op een verblijfs-
afdeling met spoed naar het ziekenhuis moest, wordt in het multidisciplinair overleg
(MDO) besproken. De bewoner, die zelf niet zonder hulp kan drinken, heeft in een week
tijd te weinig vocht binnengekregen en heeft hierdoor een delier gekregen. Het team
is ontzet dat dit heeft kunnen gebeuren. Bij bespreking blijkt dat er in de 24-uurszorg
onvoldoende continuïteit is geweest. Het matig drinken is niet goed besproken in de

> overdracht tussen de dag-, avond- en nachtdiensten en ook niet in het MDO. Om dit te
> veranderen worden de werkafspraken herzien. Het zorgteam besluit om in de bezetting
> op elke huiskamer een vaste medewerker in te zetten die de taak krijgt om in dergelijke
> gevallen de zorg voor vocht en voeding in haar dienst te bewaken.

Achter knelpunten of fouten in de zorg gaat nogal eens een minder goede werkorganisatie schuil. Analyse van het knelpunt, inclusief onderzoek naar tijdsaspecten (afspraken zorgmomenten en continuïteit), laat zien waar de achterliggende oorzaken zitten en wat hieraan te doen is.

Het is voor zorgprofessionals belangrijk inzicht te hebben in de eigen tijdsbesteding en prioriteiten te stellen. Het vermogen om samen duidelijkheid te creëren over tijdsinzet en werkzaamheden versterkt eigen kracht en grip op het werk. Het wordt daardoor mogelijk om afspraken met cliënten te realiseren.

Praktijkvoorbeeld

In een thuiszorgteam van een grote stad kwamen relatief veel oproepen terecht als alarmoproep die dat niet werkelijk waren. Deze verstoorden de gewone zorg, die op afspraak werd geleverd. Door een analyse te maken van oproepen en vragen te stellen aan cliënten, kwam het wijkteam erachter dat er fouten werden gemaakt in de planning van afspraken. Er werd regelmatig vergeten om extra zorgtaken voor bepaalde cliënten mee te nemen in de planning. Er waren ook cliënten die belden omdat de levering van maaltijden stagneerde. De fouten werden teruggekoppeld aan het juiste adres en het aantal noodoproepen werd weer normaal.

Reflectievragen voor zorgprofessionals

— Hoe vind je nu de bewustwording in het team als het gaat om het goed omgaan met tijd?
— Wat heb je zelf al geleerd?

6.3   Tijd nemen voor de cliënt

» Ik ben met mijn werk begonnen omdat ik iets wilde betekenen voor mensen, dat begin ik kwijt te raken, helaas. De snelheid waarmee ik moet werken is zo hoog. Het gaat vooral om de taken die we doen, alles wat we af hebben.

Tijd nemen voor de cliënt lijkt eenvoudig, maar te midden van de werkprocessen in een organisatie blijkt dit soms uit het zicht te raken. Als de zorgorganisatie zelf heel veel tijd kost, is het de kunst om terug te gaan naar waar het werkelijk om gaat. Dat is minder moeilijk dan het lijkt. Op individueel niveau kun je je persoonlijke invloed en zeggenschap terugvinden. Je kunt je eigen manier uitvinden om tijd te nemen voor de cliënt en je eigen vrijheid te gebruiken om dit optimaal te doen. Door met rust en aandacht aanwezig te zijn en contact te maken met de ander, geef je een type zorg die voor de ander 'helend' is en die jezelf een voldaan gevoel geeft als je na je dienst naar huis gaat.

Tijd nemen voor de cliënt uit zich op de volgende manieren:

- Toestemming vragen om een kamer/huis van iemand binnen te gaan, wachten op de reactie.
- Jezelf voorstellen, een hand geven bij de eerste ontmoeting.
- Oogcontact maken.
- Vragen hoe de cliënt zich (vandaag) voelt en wat diens zorgen zijn
- Met aandacht luisteren en teruggeven wat je hoort
- Geestelijk en emotioneel aanwezig zijn.
- Ingaan op emoties van de ander, aanmoediging of steun geven.
- Tijdens de zorg tijd nemen om pijn en ongemak bij de cliënt minimaal te laten zijn.

Belangrijk is je lichaamstaal. Die kan haast en onrust uitstralen, maar ook rust en ontspanning. Door te blijven staan of juist te zitten maak je non-verbaal duidelijk of je tijd neemt voor iemand of dat je op het punt staat om door te rennen.

Nogal wat zorgmedewerkers zijn bang dat zij in tijdsproblemen komen als zij tijd nemen voor een cliënt. Dat is vaak niet het geval. Door gericht tijd te nemen voor een persoon, kom je sneller bij de kern en ontstaat er minder frustratie en 'gedoe' in het contact.

» Ik heb geleerd om bij het binnenkomen in iemands huis de tijd te nemen. Vooral als het de eerste keer is. Er vallen dan meteen allemaal dingen op hun plek. De persoon, het belangrijkste longprobleem, het vertrouwen dat de ander in jou moet hebben. (wijkverpleegkundige)

De kunst is om 100% aanwezig te zijn, present, en niet allerlei gedachten aan andere werkzaamheden te besteden op het moment dat er een-op-eencontact met de cliënt is. Vriendelijkheid, warmte, humor en positief meeleven zijn sterk voelbaar voor mensen die zorg ontvangen.

» Ik doe mijn werk altijd gericht op de individuele persoon. Ik zorg ervoor dat ik daarbij zo min mogelijk gestoord word. Desnoods draag ik mijn pieper een half uur over aan een collega, zodat ik er volledig voor iemand kan zijn. (verpleegkundige terminale zorg)

'Compassie' is het vermogen om lijden in anderen te begrijpen, in combinatie met een motivatie om dat lijden te verlichten (Youngson 2012, pag. 137). Werken in de zorg is per definitie mensenwerk en voor het hebben van aandacht voor de cliënt is altijd tijd nodig.

Je kunt het tijd nemen voor je cliënt bevorderen door een aantal gewoontes aan te nemen waarmee je het inbouwt in je houding en gedrag:

- Tussen twee cliëntcontacten een kort moment (desnoods 1 minuut) even te ontspannen, bijvoorbeeld door tijdens het lopen naar de volgende cliënt enkele keren dieper adem te halen.
- De cliënt te laten merken of rechtstreeks te vertellen dat je tijd voor hem of haar hebt.

- Te overleggen met je cliënt over de manier waarop je je tijd benut, laat de ander (mee)beslissen over de 'agenda' in het contact.
- Open te staan voor vragen: 'Kan ik nog iets voor u doen? Ik heb er de tijd voor.'

Het kan zijn dat je je tijd anders moet indelen en ook het werk van je team moet (mee) reorganiseren om meer tijd te kunnen nemen voor cliënten. In ▶H. 7 en 8 komen we daarop terug.

» Ik was net geopereerd aan mijn buik, maar moest toch nog voor een controle langs de scan, de dag erna. De verpleegkundige die me naar de MRI bracht, moest me via de kelder brengen. Er waren onderweg nogal wat drempeltjes waar we overheen reden. Elke keer dat de brancard over de drempel moest, vertraagde hij het tempo. Dan tilde hij mij heel zacht over de drempel. Hij nam daar uitgebreid de tijd voor, zodat ik met mijn pijnlijke buik zo min mogelijk last had van de schokjes. Ik vond dat heel bijzonder, dat hij dat zo deed. Echt perfecte zorg. (patiënt op een afdeling interne geneeskunde)

6.4   Tijdritme van de cliënt kennen

» Dankzij de zorg die ik nu heb, kan ik mijn eigen leven leiden. We hebben de zorg afgesproken op tijdstippen die passen bij mijn ritme. Niet te vroeg op de dag en soms wat later op de avond, als ik weg ben. Ik geef ook nog af en toe les op een avondschool. (cliënt met ernstig reuma, thuiswonend)

Om achter de tijdwensen van de cliënten te komen, kunnen zorgmedewerkers hier gerichter naar vragen. ◼Tabel 6.1 geeft een handvat.

Opdracht

- Vul de lijst in ◼tab. 6.1 in met een cliënt.
- Omcirkel de top drie hiervan.
- Wat maakt dat dit voor deze persoon erg belangrijk is?

6.5   Afstemmen op de cliënt

Afstemmen op de tijd van de cliënt (inclusief mantelzorgers) betekent dat je:
- overlegt met de cliënt over tijd;
- afstemt op het dagritme van de cliënt;
- in kaart brengt wat de tijdwensen van de cliënt zijn;
- je aandacht houdt bij de cliënt;
- het tempo van de cliënt volgt;
- de deelname van de cliënt aan de samenleving ondersteunt.

◼ Tabel 6.1 Werkvorm: voorkeuren in kaart brengen met de cliënt.

vindt u het belangrijk van ons dat wij…	ja	soms	nee
op een vaste tijd komen	☐	☐	☐
op tijd komen	☐	☐	☐
komen als u ons oproept	☐	☐	☐
op de afgesproken tijd komen	☐	☐	☐
u niet laten wachten	☐	☐	☐
de tijd nemen voor u	☐	☐	☐
persoonlijk contact maken	☐	☐	☐
aandacht voor u hebben	☐	☐	☐
vlot doorwerken	☐	☐	☐
rustig, zonder haast werken	☐	☐	☐
overleggen met u over zorgtijden	☐	☐	☐
veranderingen van tijd doorgeven	☐	☐	☐
flexibel op te roepen zijn	☐	☐	☐
korte wachttijden hanteren	☐	☐	☐
u de zekerheid geven dat we er direct zijn als het nodig is (alarmsituaties)	☐	☐	☐

Afstemmen op de individuele tijdstijl en tijdwensen betekent dat je werk maakt van de achterliggende tijdwensen. Die neem je mee in jouw eigen ondersteuning aan de cliënt. Een praktijkvoorbeeld laat zien hoe dat kan.

Praktijkvoorbeeld: afstemming op de tijdstijl van de cliënt

Een bewoonster van een zorgcentrum belt heel veel en heel vaak. Het team kan niet aan haar vraag voldoen. Het voortdurend bellen door de bewoonster geeft stress bij het zorgteam en onrust bij bewoners. Het team besluit na te gaan wat er aan de hand is en in gesprek te gaan met de bewoonster. Er worden open vragen gesteld. De bewoonster blijkt een actief leven te leiden. Zij bezoekt in het zorgcentrum andere bewoners met wie ze contact heeft. Zij houdt er diverse hobby's op na. In gesprek met haar blijkt het hebben van eigen regie erg belangrijk. Zij is erg precies van tijdafspraken (tijdstijl: 'aan het stuur').

Men spreekt met elkaar een nieuwe samenwerkingsvorm af. De bewoonster overlegt voortaan met de medewerker via de intercom over de tijd dat de zorg komt en zet daarna zelf de bel uit. Omdat dit goed werkt en het team zich aan de tijdafspraken houdt, heeft zij geen behoefte meer om aldoor te bellen. De tijdsdruk en de onrust nemen af.

Zoals je hier ziet, is het vaak nodig om tot afstemming te komen samen met je team of andere zorgprofessionals. Naar mate de zorg complexer is, is dat des te harder nodig.

Praktijkopdracht

— Breng van één cliënt tijdstijl of tijdvoorkeuren in kaart. Bij voorkeur bij een cliënt bij wie dit niet duidelijk is of waar je moeite mee hebt.

— Bespreek de uitkomst met je collega's: hoe zijn hun ervaringen? Zijn er collega's die (vanuit hun eigen tijdstijl) aansluiting hebben op de cliënt?

— Wat kun je doen om beter om te gaan met de tijdvragen van deze cliënt?

6.6   Tijd voor jezelf en je vak

Zorgverleners die weinig tijd nemen in de zorg of last hebben van tijdsdruk, zijn nogal eens mensen die het moeilijk vinden om tijd te nemen voor zichzelf. Bewust tijd nemen om uit te rusten, te ontspannen, goed te slapen en ruimte te nemen voor belangrijke contacten en bezigheden. Wat je jezelf niet geeft, kun je moeilijker aan een ander geven.

Werk in de zorg is nooit af. Er is altijd meer tijd nodig dan dat er beschikbaar is. Hier zit de kern van het probleem, maar ook de oplossing. Neem niet de hoeveelheid werk als uitgangspunt, maar de hoeveel tijd die je kunt geven. Bepaal voor jezelf hoeveel tijd je wilt werken en hoeveel tijd je wilt voor je privé om een goede balans te creëren. Bepaal daarbij ook hoeveel tijd je ingespannen bezig kunt en wilt zijn en hoeveel tijd je aan ontspanning nodig hebt om een gezonde balans te creëren.

Door te werken in de zorg kun je iets betekenen voor anderen. Het leven is veel meer dan werk alleen. Bovendien kost zorg behalve tijd ook energie en heb je tijd nodig voor andere zaken. Fijne relaties met jezelf en anderen, tijd om leuke dingen te doen, en soms gewoon helemaal niets doen. En dan is er nog de tijd voor de noodzakelijke dingen als eten, slapen, boodschappen, de was et cetera.

Balans tussen werk en privé is een goed evenwicht vinden tussen inspanning en ontspanning. De boog kan niet altijd gespannen staan, of dat nu in werk of privé is. Ook privé kun je je erg inspannen en intensief of stressvol bezig zijn. Als deze drukte overheerst, is er geen sprake van een balans. Mensen die in de zorg werken, zijn verhoudingsgewijs vaker mantelzorgers, zij 'zorgen' veel. ◻Tabel 6.2 geeft een houvast voor mensen die de combinatie moeten maken tussen zorg, privé en een leerproces, zoals een opleiding.

Opdracht

— Hoe wil jij de tijd nemen om te (blijven) leren?

— Neem de uitkomst op in je Persoonlijk Tijdplan (▶tab. 1.1) en kijk of je actie nodig vindt.

heb je voldoende tijd voor...	ja/klopt	soms	nee/niet
Tabel 6.2 Tijd om te leren.			
leeswerk	☐	☐	☐
verwerken van kennis	☐	☐	☐
het maken van je opdrachten	☐	☐	☐
het krijgen van uitleg	☐	☐	☐
je ontwikkeling als persoon	☐	☐	☐
het krijgen van feedback	☐	☐	☐
het plannen van je tijd	☐	☐	☐
het oefenen van nieuwe vaardigheden/nieuw gedrag	☐	☐	☐
evaluatie van wat jij wilt leren	☐	☐	☐
pauze nemen tijdens het studeren	☐	☐	☐
je vrienden, relaties, familie/gezin	☐	☐	☐
rust en ontspanning	☐	☐	☐
evaluatie van je groei	☐	☐	☐

Werkstructuur en Samenwerking

Samenvatting

Een goede werkorganisatie en onderlinge samenwerking zijn praktische voorwaarden voor het kunnen bieden van goede zorgverlening en kwaliteit in het werk. Zorgprofessionals hebben eigen verantwoordelijkheid voor het op orde houden van deze basis. We beginnen met de kenmerken van een efficiënte werkorganisatie, gevolgd door de elementen van samenwerking en communicatie. Het hoofdstuk bevat tips voor effectief vergaderen en de tools van het Zorg4Kant, voor het samen stellen van prioriteiten, en het 3Luik voor 24-uurszorg.

© Bohn Stafleu van Loghum, onderdeel van Springer Media BV 2016
G. Verbeek, *Tijd voor zorg, zorg voor tijd*, DOI 10.1007/978-90-368-1280-1_7

7.1   Een efficiënte werkorganisatie

Een goede werkorganisatie in de zorg betekent:
- het overzicht houden in het werk;
- een planning maken;
- kunnen werken met de indicaties, weten hoeveel zorgtijd je kunt inzetten;
- je afspraken nakomen;
- goed omgaan met gelijktijdige activiteiten, zoals vragen van cliënten op hetzelfde moment;
- een opgeruimde werkomgeving, waarin alles goed en snel te vinden is.

Op de werkvloer in de zorg komen nogal eens situaties voor die vragen om efficiency in het primaire werkproces.

Observatie werkorganisatie primair zorgproces

Een ziekenverzorgende werkzaam op een afdeling in een verpleeghuis heeft in een ochtenddienst de taak om vier bewoners te helpen met persoonlijke verzorging en ontbijt. Zij haalt voor één bewoner handdoeken en verbandmiddelen en ondersteunt deze bewoner bij het uitkleden op bed. Ze is vergeten om ook washandjes mee te nemen, legt een laken en een deken over de bewoner heen, en loopt terug naar de voorraadkast op de afdeling. De washandjes blijken daar op te zijn. De ziekenverzorgende gaat naar de linnenkamer om washandjes te halen, wat haar in totaal ruim een kwartier kost, omdat de linnenkamer nog niet open is en de sleutel bij de receptie opgehaald moet worden.

De bewoner, die in totaal 25 minuten heeft liggen wachten, wordt geholpen met wassen en aankleden en naar de huiskamer gebracht voor het ontbijt. De ziekenverzorgende gaat opnieuw terug naar de voorraadkast voor de materialen die bedoeld zijn voor een volgende bewoner. Nu blijken de handdoeken op, andere collega's hebben deze intussen al meegenomen. Ze moet naar een collega toe om handdoeken te lenen.

Zichtbaar is dat de ziekenverzorgende op deze dienst steeds harder gaat lopen om dit 'tijdverlies' in te halen. Haar gedrag bij de volgende bewoner wordt gehaaster, wat versterkt wordt als ze ziet dat de nachtdienst vergeten is om bovenkleding klaar te leggen op de stoel van de bewoner. Dus deze moet uit de kast gepakt worden, in overleg met de cliënt, die nog wat slaperig is, haar bril niet op heeft en tijd nodig heeft om te zien welke kleuren en kleren zij die dag wil dragen.

Vragen
1. Benoem de tekortkomingen in de werkorganisatie.
2. Wat kan deze zorgprofessional doen om beter met haar tijd uit te komen?

Er is een werkstructuur nodig rondom inzet van tijd, uren, afspraken. Vaste afspraken helpen om deze werkstructuur te bewaken, zodat alles soepel loopt. Ook als persoon bewaak je jouw efficiency. Tegelijkertijd kan er iets tussendoor komen en moet soepel ingespeeld worden op ongeplande zaken.

Vragen voor reflectie

Waar heb je in je werk het meeste last van?
- onduidelijkheid over mijn taken
- onduidelijkheid over mijn eigen inzet zorg
- weet niet wat de cliënt aan zorgtijd kan krijgen
- roosters die niet kloppen
- te veel vraag op hetzelfde moment, piekdrukte
- het is rommelig
- niet op tijd zijn

Aan welke punt kun je zelf wat doen?
Waar heb je anderen voor nodig?

Werkorganisatie heeft betrekking op:
- Individuele werkpatronen
- Taakverdeling en samenwerking in het team
- Samenwerking en taakverdeling in de organisatie

Als individueel beroepsbeoefenaar is het aan jou om een goed eigen werksysteem te hebben, waarmee je jouw eigen werkdoelen, taken en afspraken bewaakt en uitvoert.

Acht tips voor het verbeteren van de werkorganisatie

1. *Zorg dat je elke dienst een duidelijk eigen doel hebt*
   Dit geeft richting aan je werk. Evalueer na je dienst.
2. *Gebruik één werksysteem, digitaal of schriftelijk*
   Geen losse briefjes of dubbel noteren van zaken, hierdoor raak je de draad kwijt.
3. *Stel op tijd orde op zaken*
   Vaak kun je zien aankomen dat er piekdrukte ontstaat. Bespreek hoe je hiermee omgaat.
4. *Goed nee zeggen levert tijd op*
   Communiceer prioriteiten altijd aan de mensen om wie het gaat.
5. *Plan slim, gebruik je rustige momenten*
   Voorbereiding scheelt in je spitsuren die altijd weer terugkomen…
6. *Bewaak en bespreek veranderingen in zorgzwaarte*
   Zorg dat je weet hoeveel zorgtijd de cliënt vraagt. Plan tijdig in wat verandert.
7. *Zorg voor (enige) tussentijd*
   Plan niet alles vol, zodat je geen enkele ruimte meer hebt als het uitloopt.
8. *Ruim in en na je dienst op!*
   Zorg voor een schone werkomgeving. Het scheelt in tijd voor je collega's en jezelf.

7.2   Samenwerken en communicatie

Samenwerken is: werken aan een gezamenlijk resultaat door een optimale afstemming tussen je eigen kwaliteiten en activiteiten én die van het team. Je hebt hierbij te maken met:

- Werkverdeling in het team
- Onderlinge steun en opvang bij tijdsdruk
- Effectief vergaderen
- Beknopt rapporteren
- Delegeren en overdragen
- Samen keuzes maken

Het is zinvol om met een zorgteam in kaart te brengen waar knelpunten liggen als het gaat om samenwerking, overdracht en heldere communicatie. Vaak heeft dit te maken met onderlinge communicatie, maar ook wel met de gezamenlijke communicatie richting cliënt. Denk hierbij niet alleen aan je eigen discipline, maar ook aan de inzet van anderen en de mantelzorg.

» Ik vind de samenwerking met de zorg niet lekker lopen. Ik geef advies over hoe ze een bepaalde patiënt kunnen helpen mobiliseren, maar ik zie dat ze er te weinig mee doen. (fysiotherapeut op een revalidatieafdeling)

Multidisciplinair samenwerken is noodzaak in de langdurige zorg, omdat veel problemen van cliënten inzet van verschillende disciplines vragen. De verschillende zorgmedewerkers en behandelaars hebben een gezamenlijk zorg-leef-behandelplan. Zij zorgen ervoor dat de behandeling, begeleiding en zorg goed op elkaar zijn afgestemd. Er is samenwerking met de informele zorg. De familie en andere betrokkenen worden waar mogelijk ook betrokken. Bijvoorbeeld door mee te gaan naar de fysiotherapie en samen met de cliënt te oefenen.

» Een cliënt kwam ernstig in de problemen toen we in een drukke periode vergeten waren om haar zorgleefplan aan te passen. Zo kreeg zij nog lange tijd te hoge dosis medicatie en het ging hierdoor even slecht met haar. Daar zijn we flink van geschrokken. We hebben gekeken waar het mis is gegaan. Ik merk dat we nu meer alert reageren en de andere disciplines beter weten te vinden. (verpleegkundige)

> **Vragen voor reflectie op samenwerking**
> **Waar heb je in je werk last van?**
> - uitlopen van de overdracht
> - niet op tijd komen van collega's
> - de werkverdeling is niet goed
> - we zijn te veel tijd kwijt aan vergaderen
> - de rapportage: te veel of te weinig, niet leesbaar et cetera
> - te weinig inzet van andere disciplines

- we zitten niet op één lijn met elkaar
- de manier waarop het team pauze neemt (uitlopen, onvindbaar zijn et cetera)
- geen feedback, te veel over elkaar praten
- iets anders, namelijk…

Hoe kun je dit bespreekbaar maken? Let op: zorg dat het geen 'aanval' wordt!
Hoe betrek je collega's bij oplossingen?
Welke samenwerkingsafspraken werken goed? Wat kun je hiervan leren?

Effectief vergaderen levert goede zorgverlening, maar ook tijdbesparingen op. Hiervoor is een heldere aanpak nodig, die in de praktijk tot tijdwinst leidt. Goed vergaderen versterkt het gevoel van saamhorigheid en ergens samen voor gaan.

Tips voor effectief vergaderen in de zorg
1. Spreek met elkaar (vooraf) de doelstelling voor het overleg af. Waar gaat het om?
   Bekijk wat écht zinvol is. Sommige zaken kunnen net zo goed via e-mail of andere weg.
2. Bepaal *vooraf* hoe lang de vergadering duurt en spreek dit af.
   Laat de bijeenkomst niet uitlopen. Plan dan liever een nieuwe bijeenkomst.
3. Begin op tijd.
   Ga niet wachten op collega's. Dat geeft irritatie en zorgt dat anderen ook weer later komen.
4. Stel een tijdbewaker en een gespreksleider aan. Bewaak samen discussie en tijd.
   Maak vooraf een agenda. Wat is het belangrijkste onderwerp? Zet dit voorop.
5. Bij kort overleg of overdracht: neem een statafel. Je bent in 10 of 15 minuten klaar!
   Mensen die staand vergaderen zijn een stuk sneller, actiever en efficiënter met hun tijd.
6. Scheid 'overleg' van 'gezelligheid'.
   Een uur vergaderen en daarna alle ruimte om na te praten werkt beter.
7. Houd het gesprek bij het doel.
   Stimuleer de creativiteit. Vraag om oplossingen. Vat samen. Kap zijpaden op tijd af.
8. Rond af met heldere afspraken.
   Maak een actielijst (maximaal één pagina) en stuur die uiterlijk de volgende dag rond.

7.3 Samen prioriteiten stellen

In vrijwel elke werkkring zijn er veel en soms te veel taken en werkzaamheden. Het komt voor dat er steeds meer bijkomt en nooit iets afgaat. Welke klus heeft prioriteit? Dat is niet altijd makkelijk te bepalen. Alles lijkt haast te hebben en veel dingen moeten liefst gisteren nog af. Dat loopt op een gegeven moment fout, omdat je aan de kerntaak (meestal: het bieden van zorg) niet meer voldoende toekomt. Prioriteiten stellen is een belangrijke timemanagementvaardigheid. Prioriteiten stellen is niets anders dan bezig zijn met de zaken die belangrijk zijn.

Belangrijk zijn zaken die in het oog lopen en/of veel mensen treffen. Ben je bijvoorbeeld verpleegkundige op een acute dienst, dan is opvangen van mensen met zeer ernstige en levensbedreigende problemen belangrijk.

Dringend zijn zaken die vóór een bepaalde tijd af moeten zijn. Als je vanmiddag een afspraak met een patiënt en diens familie hebt, dan is het klaarmaken van de gesprekspunten vóór die tijd urgent. Ook dingen die een gevaar vormen zijn per definitie dringend. Als er bijvoorbeeld een patiënt belt dat er stukjes glas in de jam zitten, dan moet je meteen actie ondernemen. Dringende klussen laten zich niet altijd inplannen.

7.4   Keuzes in het Zorg4Kant

Het Zorg4Kant (◻fig. 7.1) helpt om overzicht te krijgen over belangrijke en urgente taken en keuzes te maken. Deze stap is belangrijk, omdat bij het bepalen van prioriteiten een gedeelde visie nodig is. Je kunt het Zorg4Kant ook benutten als je dit alleen voor je eigen werk wilt doen.

> Maak jouw Zorg4Kant in deze stappen
> 1. *Bepaal wat belangrijk is vanuit je cliëntengroep*
>   – Waar gaat het om?
>   – Wat moet er voor cliënten bereikt worden?
>   – Waar liggen hun prioriteiten als het gaat om jouw professionele inzet?
>   – Wat wil je zelf graag leveren aan hen?
> 2. *Wat leidt hiervan af?*
>   – Welke verstoringen ervaar je?
>   – Wat gebeurt er te veel of onnodig vaak?
>   – Waar kom je te weinig aan toe?
>   – Waar moet je te veel aandacht aan geven?
> 3. *Maak jouw overzicht*
>   – Vul aan de hand hiervan de vakken in
>   – Bepaal wat minder tijd zou moeten krijgen
>   – Neem de uitkomst op in je Persoonlijk Tijdplan (▶tab. 1.1) en kijk of je actie nodig vindt.

Praktijkvoorbeeld

Een zorgteam maakt het Zorg4Kant. De basiszorg krijgt altijd prioriteit en daar is het team eigenlijk wel tevreden over. Wat te veel blijft liggen is de eigen deskundigheidsbevordering. Er komen meer cliënten met een ggz-achtergrond en hier wil het team meer van afweten. Wat te veel tijd kost in de zorg is de rapportage. Er wordt op diverse plekken voortdurend dubbel schriftelijk gerapporteerd. Dit wordt samengevoegd tot één rapportage. Andere (extra) rapportages kunnen vervallen. Het team besluit een deel van het scholingsbudget in te zetten voor een ggz-training.

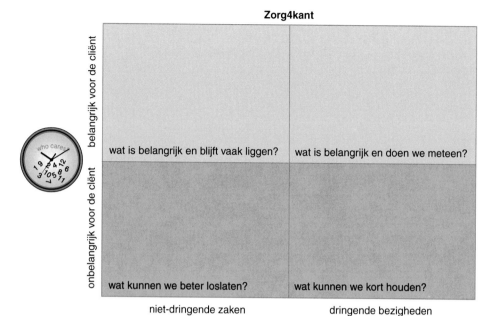

Figuur 7.1 Het Zorg4Kant.

7.5 Planning

Planning heeft verschillende betekenissen, afhankelijk van de context waarbinnen het begrip wordt gebruikt. Planning heeft betrekking op:

- het proces om tot een plan komen;
- het plan zelf;
- de juiste en tijdige uitvoering van het plan.

Voor het goed omgaan met tijd in de zorg is een goede planning bijzonder belangrijk. Voor zowel professionals als cliënten is het nodig om tijdsdruk zo gelijkmatig mogelijk te spreiden. Omdat er af en toe urgente situaties optreden, die onverwachts zijn en niet ingeschat kunnen worden, is dat niet altijd mogelijk. Toch kun je met een goede planning wel zorgen dat onnodige piekdrukte vermeden wordt. Ook door aan de taakverdeling te werken, kun je zorgen dat taken beter verspreid zijn over de mensen in een zorgteam.

7.6 Werkverdeling over de diensten

In de werkvorm '3Luik 24-uurszorg' (tab. 7.1) worden alle werkzaamheden en knelpunten in een 24-uurszorg in kaart gebracht. Bij teams die alleen dag- en avonddiensten doen, kan dit uiteraard korter zijn. Vaak speelt ook daar wel overdracht naar nachtzorg of alarmdienst.

■ Tabel 7.1 Het 3Luik 24-uurszorg.		
Dag	Avond	Nacht

Voor 'behandelaars' is deze werkvorm aan te passen. Ga in dat geval niet uit van 'diensten' maar van 'disciplines'. Ga uit van multidisciplinaire samenwerking door bij-voorbeeld drie behandeldisciplines.

Opdracht
Voorbereiding
- Zorg voor drie flap-overvellen die je kunt ophangen.
- Zes dikke stiften in twee kleuren (liefst blauw en rood).

Uitvoering
Het team wordt in drie subgroepen ingedeeld. Mensen die vooral dagdiensten doen, mensen die vooral in de avond werken en mensen die ervaring hebben met de nachtdienst. Elk groepje brengt met blauwe stift op de flap-over werkzaamheden in kaart. Met rode stift de knelpunten. Gebruik hierbij de volgende vragen:
- Welke taken en activiteiten kent een dienst?
- Welke werkzaamheden zijn dan het meest belangrijk?
- Op welke tijden zitten vooral knelpunten?

Nabespreking
- Herkent men het beeld van elkaar?
- Wat moet goed worden overgedragen?
- Wat kan kort(er)?
- Hoe kun je als diensten samenwerken als het druk is?
- Wat kan beter?

Vraag uit elk groepje (elke dienst) één medewerker om samen met de twee andere colle-ga's volgende keer in het team met een voorstel voor verbetering te komen.

Praktijkvoorbeeld

Een zorgteam (PG) in een verpleeghuis stelt een drieluik op. Opvallende punten:
- De dagdienst heeft hectiek door een onrustige overdracht rond 11:00 uur, waar alle medewerkers naartoe gaan. Bewoners zijn dan vrijwel alleen op de huiskamers, zonder ondersteuning of toezicht.
- In de avonddienst worden de EVV'ers vaak weggeroepen om op een andere afdeling te helpen, die net nieuw is. Zij zijn dan niet beschikbaar voor het team.

> ▬ De nachtdienst grijpt vaak mis bij de materialen die niet goed zijn aangevuld door de avond- en dagdienst.
>
> Afspraken zijn onder andere: korter overleg in de ochtend, door drie medewerkers in plaats van het hele team. Aanvullingen worden meegenomen in de taken op de middag. De leidinggevende bespreekt afbouw inzet EVV'ers op andere afdeling.

7.7   Wachttijden

> **Reflectievragen voor de eigen praktijk van zorgprofessionals**
> ▬ Laat je weleens cliënten wachten?
> ▬ Hoe reageren zij hierop?
> ▬ Op wat voor manier communiceer je met je cliënt over wachttijden?
> ▬ Heeft de cliënt invloed op een wachttijd?
> ▬ Bied je je excuus aan als je bent uitgelopen?

Wachttijden in de zorg zijn een belangrijke bron van ergernis, machteloosheid en onvrede bij cliënten. Dat zagen we eerder in ▶par. 2.4. Wachttijden zijn emotioneel uiterst belastend vooral bij mensen in bedreigende situaties, zoals de angst voor beschadigingen of zelfs sterven. In andere, meer 'normale' gevallen maakt de persoonlijke tijdstijl veel uit en is de tolerantie voor wachttijden wisselend.

Vooral voor mensen die een eigen actief leven leiden en/of mensen die vrij precies zijn blijkt een tijdafspraak belangrijk, maar tegelijk ook bindend. Als je de afspraak niet nakomt, telt dat zwaar voor hen.

Zorgmedewerkers durven soms geen goede tijdafspraak te maken, omdat zij denken dat zij die niet kunnen waarmaken. Toch betekent het maken van goede tijdafspraken dat zowel de cliënten als medewerkers beter af zijn, omdat er met een vlotter en ook rustiger tempo gewerkt kan worden.

> **Zeven tips voor het omgaan met wachttijden in de zorg**
> 1. *Als je een tijdafspraak hebt, houd je je hier in principe aan.*
>   Bij uitlopen: op tijd contact opnemen als je dit ziet aankomen.
> 2. *Hanteer een redelijke marge in afspraken op zorgroutes.*
>   Bijvoorbeeld 'Wij komen tussen 8:00 en 8:30'
> 3. *Bagatelliseer de tijdsbeleving van de cliënt niet!*
>   Voor mensen die zorg, pijn en ander ongemak ervaren duurt een wachttijd gevoelsmatig veel langer.
> 4. *Bied je excuus aan als je te laat bent.*
>   Dan voelt je cliënt zich gerespecteerd en serieus genomen.
> 5. *Zorg voor een kleine 'tussentijd' in je planning.*
>   Vijf minuten kan voldoende zijn. Dan vang je schommelingen beter op.

6. *Een wachttijd is beter te overbruggen als de persoon iets te doen heeft of beleeft.*
    Hou hiermee rekening bij de inrichting van wachtruimtes.
7. *Werk wachttijden weg als dat kan.*
    Spoor structurele wachttijden in de zorg op. Bekijk of deze op te lossen zijn met
    betere planning of andere afspraken. Kijk creatief. Elke wachttijd die verdwijnt,
    scheelt iemand tijd!

7.8   Digitale efficiency

Veel communicatie verplaatst zich van papier naar e-mail. Van papierberg naar mail-lawine
is maar een kleine stap! Het kan gebeuren dat je zelf veel te veel e-mails hebt die je niet
meer overziet. Je kunt ook anderen bedelven met jouw post.

Bij het ontvangen van een e-mailtje is het zorgvuldig om binnen een dag te antwoorden of anders uiterlijk binnen vier dagen. Het is handig om jouw digitale postvak zo
veel mogelijk schoon te houden. Maar zorg dat de e-mail geen stoorzender wordt in je
werk. Dat kan door de pop-ups uit te zetten en bijvoorbeeld twee keer per dag te kijken,
in normale gevallen, op momenten dat je het rustig hebt. Probeer eenvoudige e-mails
direct te beantwoorden, zodat je die afwerkt en niet nog eens ziet. Gooi alles wat weg kan
meteen weg.

Hoe stuur je zelf goede e-mail, zodat jij efficiënt omgaat met andermans tijd?
Gebruik de onderwerpregel, om meteen te vertellen waar de e-mail over gaat en de
e-mail goed in het archief terug te vinden is. Bij werkmails blijf je bij de kern van je zaak,
zonder af te dwalen. Een langer verhaal kun je het beste als bijlage meesturen. Wil je een
e-mail naar meer mensen versturen, gebruik dan BCC, om onnodig ongewenste e-mail-
adressen uitwisselen te voorkomen. Maar denk goed na aan wie je jouw e-mails allemaal
stuurt, want voor je het weet, draag je bij aan andermans bergen post! Maak gebruik van
interne communicatiesystemen om eenvoudige beslissingen snel te nemen.

Er zijn een aantal zaken die je niet per e-mail moet doen:
- Ingewikkelde, complexe situaties bespreken.
- Conflicten of meningsverschillen bespreken.
- Zeer vertrouwelijke informatie sturen.

Het gebruik van e-mails is in dit soort gevallen geen handige communicatie. Er kunnen
onnodig problemen door ontstaan.

Als je door vakantie bijvoorbeeld je e-mails voor een langere tijd niet ziet, maak dan
gebruik van een autoresponder waarin je vermeldt wanneer je weer in de gelegenheid
bent om antwoord te geven. Soms helpt het ook al als je parttime werkt een autoresponder aan te zetten op de dagen dat je afwezig bent.

Als je regelmatig e-mails stuurt aan mensen die geen directe collega zijn, dan is het
handig om een elektronische handtekening op te stellen met je naam, functie, zorgorganisatie en adres en telefoonnummer. Dat scheelt tijd.

E-mail wordt steeds meer vervangen door chat zoals Messenger, Skype, WhatsApp of Telegram. Bellen of langsgaan bij mensen is een goed en werkzaam alternatief voor e-mail.

In nogal wat zorgorganisaties is de reistijd een stuk verloren tijd die aan het vergaderen vastzit. Door vergaderingen digitaal te doen (online vergaderen) bespaar je tijd. Met online vergaderen kun je een levensechte vergadering/conference houden, compleet met geluid en eventueel beeld. Hiervoor zijn eenvoudige programma's beschikbaar als Skype of Web Conferencing, of geavanceerde programma's die per zorgorganisatie aangeschaft kunnen worden.

> **Reflectievragen voor de eigen praktijk**
> - Heb je last van e-mailverkeer?
> - Hoeveel tijd kost digitale communicatie jou per werkdag of dienst?
> - Op welke manier wil je deze tijd beperken?
> - Hoe kun je bijdragen aan het beperken van overbodige e-mails?

Lean en tijdsparend werken

Samenvatting

In dit hoofdstuk staat een basis voor 'Lean' en 'tijdsparend' werken. Hoe kun je omgaan met overhead en indirecte tijd? Kunnen we méér tijd vrijmaken voor de zorg bij cliënten? Op welke praktische manieren kun je dit doen? De principes van Lean en tijdsparend werken worden beschreven. Zorgprocessen kunnen volgens 'push' en 'pull' plaatsvinden. Door veel meer te werken vanuit de vraag en behoefte van de eindklant kan het werkproces worden opgeschoond. Hulpmiddelen zijn Tijdmetingen, 5S-model, visueel management, nieuwe communicatievormen als 'Keek op de Week' en het aanpakken van tijdvreters en overbodige zorg.

© Bohn Stafleu van Loghum, onderdeel van Springer Media BV 2016
G. Verbeek, *Tijd voor zorg, zorg voor tijd*, DOI 10.1007/978-90-368-1280-1_8

8.1   Overhead en indirecte tijd

Overhead is het deel dat aan interne organisatie besteed wordt. Het is een maat voor de efficiëntie van een organisatie. Geld dat een organisatie aan zichzelf besteedt, komt niet ten goede aan de cliënten. Hieronder vallen de volgende functies:

- Directie, management en secretariële ondersteuning
- Personeel en organisatie
- Informatisering en automatisering
- Financiën en control
- Communicatie
- Juridische zaken
- Facilitaire zaken

In nogal wat zorgorganisaties zit de overhead tussen 12 en 17 %, afhankelijk van de hoeveelheid taken die bij staf en management geplaatst worden. Het is niet te vermijden om middelen in te zetten voor overhead, maar deze zijn wel te verlagen. Onder andere door geen overbodige zaken centraal te regelen en datgene wat direct bij de cliënt (sneller) kan, ook qua besluitvorming bij de werkvloer te houden. We komen hier in ▶H. 9 op terug.

Ook de tijd die zorgprofessionals hebben, wordt zelden volledig aan de directe cliëntenzorg besteed. De indirecte taken, waaronder reistijd, registratie, rapportage, overdracht, bestellingen, materialen opzoeken et cetera kunnen oplopen tot wel 40 à 50 % van de beschikbare zorgtijd.

> **Opdracht: Analyse praktijksituatie**
> In ◩fig. 8.1 is een tijdmeting gedaan op een revalidatieafdeling, voorafgaand aan een traject tijdsparend werken. Het gaat hier om een nulmeting.
> - Wat valt je op aan de tijdsbesteding wat betreft de verhouding tussen directe en indirecte tijd?

> **Opdracht**
> De indirecte en niet-cliëntgebonden tijd is nader bekeken, zie ◩fig. 8.2.
> - Wat is de top drie hierin?
> - Wat lijkt je reëel?
> - Waar zie je mogelijkheden voor verbetering?
> - Wat zou je willen weten voordat je met een verbetering zou starten?

8.2   Tijdsparend werken en Lean

Goed letten op de tijd die je inzet is een verantwoordelijkheid van elke professional. Net zoals kwaliteitszorg dat is. 'Tijdsparend werken' past in een tijd van tegengaan van verspilling in de verzorging en verbeteren van de inzet ten behoeve van de cliënt. Alle overbodige

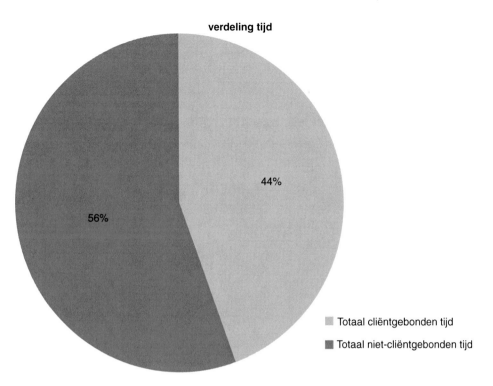

verdeling tijd

44%

56%

Totaal cliëntgebonden tijd

Totaal niet-cliëntgebonden tijd

◻ **Figuur 8.1**   Tijdmeting revalidatieafdeling.

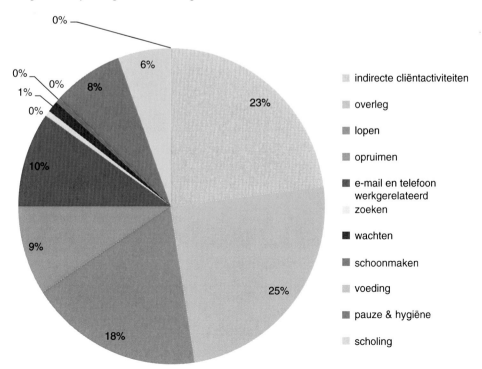

0%

6%

0%

0%   8%

1%

0%

23%

10%

9%

25%

18%

indirecte cliëntactiviteiten

overleg

lopen

opruimen

e-mail en telefoon
werkgerelateerd
zoeken

wachten

schoonmaken

voeding

pauze & hygiëne

scholing

◻ **Figuur 8.2**   Indirect en niet-cliëntgebonden tijd nulmeting.

handelingen, verspillingen en tijdverlies worden in kaart gebracht, gedefinieerd en waar mogelijk geëlimineerd.

Tijdsparend werken doe je door:
- goed je prioriteiten stellen;
- slim gebruik te maken van ICT- en werksysteem;
- het verminderen van verstoringen en fouten in het werk;
- het beperken van administratie en registratie;
- het beperken van looptijd en verplaatsingen tot wat nodig is;
- het beperken van overbodige discussies.

Herontwerpen van zorg leidt opvallend snel tot verbeteringen in efficiency. Dat komt omdat nogal wat werkprocessen in de zorg minder 'handig' zijn opgezet, of in de loop van de tijd complex geworden zijn. Werkplekken zijn niet altijd even goed ingericht voor hun doel. Er wordt veel tijd verspild met zoeken, opruimen en tijdrovende standaardroutines.

Opdracht

Een programma van The National Health Service (Releasing Time to Care) bevat de volgende doelstellingen:
- Verhoging van de tijd voor directe zorg met 20 %.
- Verlagen van de overdrachtstijd tussen zorgprofessionals met een derde deel.
- Reductie van tijd voor medicatierondes met 63 %.
- Verminderen van het weggooien van overgelaten voedsel: van 7 % naar 1 %.

Vragen
- Wat verwacht je aan verbeteringen van dit programma voor cliënten?
- Wat lijkt je aantrekkelijk als professional?
- Zijn er nadelen? Zo ja, waar zie je die?

De term **'Lean'** komt voor het eerst voor in de Japanse industrie. In de jaren 80 van de vorige eeuw werd onderzoek gedaan tussen autofabrikanten. De Japanse fabrikanten produceerden hun auto's in de helft van de tijd, met de helft minder mensen, de helft minder voorraad en veel minder fouten dan de westerse fabrikanten. Ook waren ze veel flexibeler en produceerden ze meer op de vraag van de klant. De vraag is natuurlijk hoe zij dat voor elkaar kregen. Het bleek te komen door een slimme manier van organiseren, die we tegenwoordig 'Lean' noemen: slank, lenig, niets overbodigs dat belemmert om voor de klant het beste te doen.

Onder 'Lean' vallen een aantal principes en technieken waarmee men werkprocessen efficiënter maakt. Door de vermindering van verspilling verbetert de kwaliteit en nemen de productietijd en kosten af. Een belangrijk hulpmiddel is Value Stream Mapping. Dat is het vereenvoudigen en verbeteren van werkprocessen. Alle processtappen worden in kaart gebracht zodat er veel meer overzicht komt van alle handelingen en wie wat doet. De focus ligt op het verbeteren van de 'flow' of de soepele manier waarbij de producten door het productieproces stromen. Waarbij variatie verminderd wordt. Door te focussen op een soepele stroom komen de knelpunten naar boven, waardoor als uitvloeisel ook de verspilling wordt bestreden. Het voordeel van deze tweede aanpak is dat van nature al het systeem als geheel wordt bekeken, terwijl de focus op verspilling misschien zaken laat liggen.

Het hoofddoel van 'Lean' is om de kosten te verminderen door de vermindering van verspilling. Principes zijn: pull productie, perfecte kwaliteit, reductie van verspilling, continue verbetering, flexibiliteit, het onderhouden van een langdurige relatie met leveranciers en visuele controle.

Hoe vertaal je dit naar zorg? In de zorg hebben we geen producten waar we aan werken, maar mensen waar we zorg, behandeling en ondersteuning aan bieden. Belangrijk is het om ook in de zorg bestaande werkprocessen niet als vanzelfsprekend te nemen en te experimenteren in de praktijk om oplossingen te creëren voor praktijkproblemen.

Praktijkvoorbeeld

In ◻fig. 8.3 staat het opnameproces van patiënten op een gerontopsychiatrische afdeling beschreven. De Plaatsingscommissie bepaalt waar de persoon wordt opgenomen. De toekomstige bewoners blijken vrij weinig invloed te hebben op de plek die zij krijgen, wat ook tot spanningen op de afdeling leidt.

Opdracht
- Wat vind je de sterke kanten van dit proces?
- Wat kan beter?
- Ontwerp een nieuwe versie waarin de bewoner inbreng heeft.

Het systematisch aanpakken van verspillingen in de zorg gebeurt door anders te organiseren en de tijd vanaf het begin beter in te zetten.

Waarde voor de cliënt: wat voegt wat toe?

De uitdaging is te begrijpen hoe de cliënt zijn verschillende behoeftes en verwachtingen naar zorg definieert en prioriteert. Cliënten vinden vaak wel 'iets' van een zorgservice of -dienst, maar zeggen het niet altijd. Er zijn binnen Lean vijf klassieke hoofdgroepen waar behoeftes van cliënten zich op richten. Je kunt deze naar zorg vertalen.

1. Kwaliteit
Denk aan: effectiviteit van zorg/behandeling. Maar ook de specifieke deskundigheid van de professionals, de werkbaarheid voor de eigen situatie. De wijze waarop de cliënt in staat wordt gesteld een eigen leven te leiden, met zo veel mogelijk eigen regie en zelfstandigheid.

2. Levertijd
Hieronder valt ook de doorlooptijd, de eventuele vertragingen, de snelheid waarmee antwoord wordt gegeven op een vraag of oproep van een cliënt.

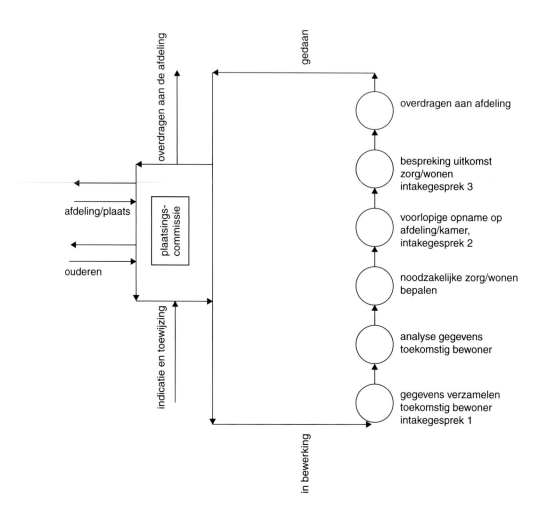

◻ Figuur 8.3   Opnameproces Gerontopsychiatrie.

3. Verantwoordelijkheid

Welke verantwoordelijkheid neemt de zorgaanbieder, bijvoorbeeld in ethische vraagstukken? Of in het informeren en op de juiste manier betrekken van familieleden.

4. Service en veiligheid

De betrouwbaarheid en veiligheid van zorgdiensten. Denk ook aan: kwaliteit voorzieningen en hulpmiddelen, zoals tilliften. Beschikbaarheid in het geval van knelpunten.

5. Kosten

De kostprijs, de eigen bijdragen, eventuele kosten van herstel van fouten.

Van elke zorgdienst is in kaart te brengen wat de dissatisfiers, satisfiers en delighters zijn.

Een 'dissatisfier' geeft aan wat de basisverwachting van een cliënt is als het gaat om kenmerken van een zorgproduct. Het gaat om vanzelfsprekendheden. Als men daaronder komt, ontstaat een negatieve kwaliteitsbeleving. Denk aan langdurig (een uur) moeten wachten op de grond, na een valpartij thuis, terwijl de cliënt wel een alarmoproep heeft gedaan. De cliënt verwacht niet dat dit gebeurt en het kan een tijdje duren voordat hij weer vertrouwen in de zorg heeft. Of zelfs reden zijn om een andere zorgaanbieder te zoeken.

'**Satisfiers**' zijn kenmerken die de tevredenheid over de zorgdienst duidelijk verhogen. Het kan hierbij twee kanten opgaan. Als er niet aan voldaan wordt, kan de cliënt problemen ervaren. Als er wél aan beantwoord wordt, kan de cliënt hier blij mee zijn. Denk aan voldoende bemensing van een receptie of een telefonische zorgservice. Als er goede en snelle bereikbaarheid is, heeft dat een positief effect op de waardering van cliënten. Hoe slechter de bereikbaarheid is, hoe hoger de ontevredenheid.

'**Delighters**' zijn kenmerken van onverwachtse kwaliteit. De cliënt rekent er niet op dat je dit levert en zal verrast reageren. Je kunt je er positief mee onderscheiden. Bijvoorbeeld een aansluiting voor telefoon en laptop of wifi-verbinding tijdens een ziekenhuisverblijf. Of het aanbod om na een terugkeer vanuit een operatie in het ziekenhuis naar huis de dag erna te bellen, zodat eventuele vragen beantwoord kunnen worden.

Opdracht

Breng voor een zorgproduct uit jouw (toekomstige) werksituatie in beeld wat de elementen zijn die voor de cliënt waarde toevoegen, met gebruikmaking van de vijf hoofdgroepen. Zoek minimaal zeven kritische kenmerken. Bijvoorbeeld 'korte wachttijd'. Probeer deze zo concreet en meetbaar mogelijk te maken. Zoals 'een wachttijd van maximaal een half uur'. Zoek zo mogelijk een (jaarlijks) cliëntenonderzoek op, waarin je terugvindt hoe cliënten hierover denken. Of houd een gesprek met een cliënt.
- Welke hiervan zijn dissatisfiers, satisfiers en delighters?
- Welke cliëntwaarden staan centraal, welke niet?
- Waar zou winst te behalen zijn voor de cliënt?

Push en pull

Zorgprocessen kunnen volgens het principe van 'push' of 'pull' plaatsvinden.

Bij een 'push'- of 'duw'-systeem wordt elk processtapje gebaseerd op wat de organisatie beschikbaar heeft aan menskracht of middelen. Dat leidt onherroepelijk tot wachttijden, want er is altijd wel een proces dat wat langere tijd nodig heeft, waardoor de cliënt moet wachten. Of er zijn voorraden, omdat er gewerkt wordt met een globale prognose. Denk aan een forse voorraad incontinentiemateriaal die niet gebaseerd is op de feitelijke actuele cliëntengroep, maar op het idee dat er 'van alles wat en veel' moet zijn. Of een uitgebreide medicijnvoorraad, waarvan jaarlijks 30 % moet worden weggegooid, omdat er van alles 'voor de zekerheid' wordt bewaard en de bewaartermijnen overschreden zijn.

Bij een 'pull'- of 'trek'-systeem wordt het hele werkproces gebaseerd op de feitelijke en actuele vraag van de cliënt, waarbij de vraag van de klant leidend is. Er worden zo min mogelijk voorraden opgebouwd, maar er wordt wel meteen actie ondernomen als een product afgenomen wordt. Bij de medicatievoorziening wordt het werkproces bijvoorbeeld zo ingericht dat altijd de 'oudste' verpakking aan de beurt is en er één exemplaar tegelijk vervangen wordt, meteen nadat het voorlaatste exemplaar aangebroken is. Met behulp van signaalkaarten kan direct op dezelfde dag nog een leveringsorder geplaatst worden.

8.3   Inzicht in tijdsbesteding

Om tijdsparend te werken helpt het om inzicht te krijgen in de feitelijke besteding van tijd. Op dit moment worden tijdregistraties in de zorg vaak voor externe doelen gebruikt, zoals verantwoording over de geleverde productie. Door zelf zicht te krijgen op de tijdsbesteding en verspillingen in het werkproces, krijgen zorgmedewerkers de mogelijkheid om deze op te lossen en hun tijd aan de kern van het werk te besteden.

Tijdmeting

Een tijdmeting kan op verschillende manieren plaatsvinden.
— Door de medewerkers van een team die de zorg leveren.
— Door observatoren die meelopen (collega, stagiaire, leerling, staf).

Beide methodes hebben zo hun voors en tegens. Het belangrijkste voordeel van de eerste methode is de grote betrokkenheid van de medewerkers zelf. Het nadeel is dat zij voor de registratie voortdurend hun werk moeten onderbreken of schattingen achteraf moeten doen, die meestal minder nauwkeurig zijn. Nadeel van de tweede methode is dat er aldoor iemand meekijkt en dat dit extra inzet kost. Voordeel is dat de meting vaak nauwkeuriger en gedetailleerder kan zijn, waardoor er meer uit het onderzoek komt waar het team wat aan heeft. Een tussenvorm is om de meting te laten doen door iemand die gemakkelijk mee kan lopen, zoals een leerling/stagiaire, en waarbij dit tegelijk ook een functie heeft als onderdeel van een leerproces.

> Opdracht
> 1. Voer een tijdmeting uit. Maak gebruik van het voorbeeldformulier in ▢tab. 8.1 om een eigen format te maken.
>   – Vraag het team of het overzicht compleet is. Doe een meting bij voorkeur over zeven dagen en zo mogelijk over alle diensten.
> 2. Bepaal vooraf:
>   – Aantal metingen.
>   – Bij wie.
>   – Door wie.
>   – Nauwkeurigheid (per minuut, per 5 minuten…).

3. In geval van leeropdracht:
   - Wat valt op tijdens de dienst waar je de observatie doet? Denk hierbij aan momenten van veel tijdsdruk, gelijktijdige vragen van cliënten en andere plotselinge gebeurtenissen.
   - Vraag toelichting aan de medewerker. In hoeverre is dit gebruikelijk? Hoe gaat hij/ zij hiermee om?
   - Onderzoek waar knelpunten liggen in de dienst die je observeert en voeg deze toe aan je rapportage.

Werk als een schildpad

Een belangrijk principe dat inspirerend werkt, ook in de zorg, is 'werk als een schildpad, niet als een haas'. Dat lijkt tegenstrijdig, want hoe kun je nu efficiënt werken als je niet snel werkt? Het haastig werken is er op veel plekken ingesleten.

Wat ermee bedoeld wordt is dat je zorgt voor gelijkmatig werkritme. De haas verliest zijn energie aan sprintjes, de schildpad kan het veel langer volhouden. Pieken in de werkbelasting leiden tot oplopende wachttijden, tot stress bij zorgmedewerkers en tot klachten van cliënten. In de thuiszorg ontstaan er alternatieve routes die allerlei extra handelingen geven, omdat medewerkers voor elkaar in moeten vallen en hun cliënt tijdelijk moeten verlaten om naar een spoedgeval te gaan.

Door het werkritme zichtbaar te maken (meten is weten) worden de pieken en de dalen in kaart gebracht. Door vooral de vraag van de cliënt (oproepen, geplande zorg) te volgen zie je eerder knelpunten. Je kunt deze vooraf zien aankomen en zorgen voor een zo veel mogelijk gelijkmatig werkritme.

8.4 Doe het werk van vandaag ook vandaag

Een praktische manier om je werk veel meer af te stemmen, tijdsdruk hanteerbaar te houden en flow te krijgen is het principe van:

» Do today's work today

Doe het werk van vandaag ook vandaag. Om dat te kunnen doen heb je het volgende nodig:
- Breng in kaart wat het dagelijkse werk is: begrijp welke vraag vanuit je cliënt er precies is (omvang en aard).
- Hoeveel tijd heeft dit werk nodig? Bepaalde elke stap en meet de tijd die deze vraagt.
- Bepaal de tijd die nodig is voor elk werkproces op elk onderdeel.
- Baseer je personeelsplanning hierop.

Denk hierbij ook aan de verhouding tussen vaste vraag en flexibele vraag. Hoeveel tijd is vooraf al ingepland, bijvoorbeeld door vaste afspraken met cliënten? En wat komt er altijd 'tussendoor'?

Tabel 8.1 Voorbeeld van format tijdmeting.

datum			
dienst/dag	ochtend	avond	nacht
door			

vul het aantal minuten per uur in:

	7:00	8:00	9:00	10:00	11:00	12:00	13:00	14:00	15:00	16:00	17:00	18:00
direct met en bij de cliënt en netwerk												
verzorging												
begeleiding												
eten en drinken klaarmaken												
overleg met de cliënt												
overleg met de familie/ vertegenwoordiger												
onderweg en in omgeving	7:00	8:00	9:00	10:00	11:00	12:00	13:00	14:00	15:00	16:00	17:00	18:00
schoonmaken												
opruimen bij de cliënt												
aanvullingen materialen												
reis- en looptijd												
met collega's	7:00	8:00	9:00	10:00	11:00	12:00	13:00	14:00	15:00	16:00	17:00	18:00
overleg over een cliënt												
afdelingsoverleg												
overdracht en aflossen												
deskundigheidsbevordering												

8

◘ Tabel 8.1 Vervolg

datum														
dienst/dag	ochtend	avond	nacht											
door														
vul het aantal minuten per uur in:	7:00	8:00	9:00	10:00	11:00	12:00	13:00	14:00	15:00	16:00	17:00	18:00		
begeleiding leerlingen en stagiaires														
overige indirecte tijd														
bijwerken cliëntdossier														
registratie														
opruimen werkplek														
aanvullen materialen werkplek														
bestellingen														
archiveren														
e-mail bekijken en beantwoorden														
telefoon (niet-cliëntgebonden)														
zoeken														
wachten														
schoonmaken														
persoonlijke hygiëne, bijpraten, pauze														
overige, namelijk…	7:00	8:00	9:00	10:00	11:00	12:00	13:00	14:00	15:00	16:00	17:00	18:00		

Een vuistregel is dat in de meeste werkomgevingen in de langdurige zorg ongeveer 80 % goed voorspelbaar en gepland is, dat je nog eens 10 % onverwachtse situaties en taken kunt inplannen, en er uiteindelijk 10 % overblijft dat de ene dag wel en de andere dag niet gebeurt. Ook dit kun je inplannen door bijvoorbeeld op dagen dat het niet gebeurt een aantal routineklussen te hebben die aangepakt worden op rustige uren. En op de dagen met extra 'vraag' laat je deze klussen vallen en gebruik je de vrije ruimte voor spoedvragen van cliënten.

Door rekening te houden met de 'echte vraag' van je cliënten en je werk daar zo veel mogelijk op in te stellen voorkom je vervelende botsingen en problemen die altijd tijd gaan kosten.

8.5   Opschonen werkomgeving met 5S

Een eenvoudige manier om de werkomgeving op te schonen is met het 5S-model.

De 5S'en gaan ervan uit dat de juiste werkmaterialen op het juiste moment aanwezig zijn. En dat je zo min mogelijk tijd kwijt bent met zoeken en opbergen. De werkomgeving wordt zo prettiger, overzichtelijker, veiliger en is beter schoon te houden. Het idee is dat je je plek op orde hebt en alle collega's weten waar je wat kunt vinden.

De 5S'en zijn:

- Scheiden

Je haalt alles uit de werkplek dat niet belangrijk is voor het werk. Het is hierbij niet de bedoeling dat de werkplek er steriel en saai uit gaat zien. Een fijne sfeer is wél essentieel! Maar nogal wat bureaus, kantoren en werkomgevingen staan vol zaken die er eigenlijk niet thuishoren. Denk aan: ongebruikte dozen, stapels oud papier of ordners, tijdschriften en boeken die niet meer gelezen worden, bakjes met 'rommeltjes' et cetera. Wees kritisch op datgene wat er werkelijk moet staan. Bewaar desnoods wat je weghaalt tot een bepaalde datum tijdelijk nog even in een doos, zodat je kunt bekijken of het waardevol of waardeloos is. En berg het definitief op of gooi het weg als je over die datum heen gaat.

- Schikken

In deze stap orden je alles wat overblijft op de werkplek op de meest handige manier, waardoor je er zo min mogelijk tijd mee kwijt bent. Denk aan de volgorde van je werkproces, wat werkt het handigste?

- Schoonmaken

Maak de werkplek inclusief al het aanwezige werkmateriaal schoon en stofvrij. Dat werkt prettig en je houdt je omgeving gezond. Voorkom nieuwe rommel.

- Standaardiseren

Maak goede afspraken over hoe je de werkplek met elkaar wilt houden. Bijvoorbeeld: dat je je pc afsluit en je werkblad altijd leeg en schoon achterlaat, zodat de collega van de volgende dienst meteen aan het werk kan. Dat je bepaalde overdrachtsrapportages altijd op een vaste plek hebt staan, zodat niemand meer hoeft te zoeken. Standaardiseren is geen doel op zich, het is gericht op efficiënte samenwerking.

- Stand houden

Dit is een belangrijk punt. Als alles op orde is, wil je het graag zo houden. Sommige teams nemen een checklist op als afronding van de dienst. Soms moet je stappen 1 t/m 4 om de zoveel tijd opnieuw doorlopen om te zorgen dat de werkplek op orde blijft. Of een halfjaarlijkse schoonmaakactie inlassen.

Bedenk dat een goed georganiseerde werkplek veel tijd scheelt, soms zelfs veel mensuren per team per week. Het moeten 'zoeken' is één van de meest irritante tijdrovers in de zorg. Als je dit kunt aanpakken komt de tijd die je wint rechtstreeks ten goede aan je kernproces. Ook invallers, leerlingen en nieuwelingen zijn gebaat bij een goed georganiseerde werkomgeving.

Opdracht 5S-model

Organiseer een week lang een werkplek of een thuisplek waar je minder tevreden over bent (bijvoorbeeld bureau, tafel, kast, badkamer) volgens de principes van het 5S-model. Gebruik om te beginnen de principes:

- scheiden
- schikken
- schoonmaken

Bedenk vervolgens je implementatieplan:

- Wat wil je standaardiseren?
- Hoe ga je stand houden?
- Van wie heb je medewerking nodig?
- Welke afspraken kun je maken?

8.6   Visueel management

Visueel management is een handvat dat helpt bij het continu verbeteren van cliëntprocessen. Het doel ervan is goed informeren, maar vooral ook effectief en op tijd communiceren met elkaar met behulp van visuele middelen. Het gaat erom dat je als zorgteam meteen de goede heldere informatie hebt. De werkverdeling en andere 'prestaties' worden visueel gemaakt en gedeeld met elkaar, op week, dag- en verbeterborden.

Met visueel management vergroot je de betrokkenheid en mensen kunnen actief meedenken en bijdragen. Door dagelijks met elkaar terug te koppelen en ervaringslessen te laten delen, kun je sneller inspelen op veranderingen en verspillingen voorkomen. Door zaken zichtbaar te maken enthousiasmeer en motiveer je elkaar om goede beslissingen te nemen waar je als team achter staat.

Voorbeelden:

- Verbeterborden
- Dag- en weekborden

— Een planbord
— Een roosterbord
— 5S (werkplekorganisatie)
— De vloer of kasten markeren; 'wat is waar?', 'wat is de route ergens naartoe?'
— Prestatiemetingen
— Foto-overzicht medewerkers
— Foto-overzicht van de cliënten

In een verbeterbord (◼tab. 8.2) maak je inzichtelijk aan welke verbeteringen je met elkaar werkt en wat hierop gebeurt.

> **Opdracht**
> — Maak een verbeterbord voor een werk- of stageplek die je kent.
> — Neem twee situaties of verbeterpunten die je kort beschrijft.
> — Vul het bord zo veel mogelijk in.
> — Betrek zo veel mogelijk mensen hierbij en vraag hun ideeën.

> **Visueel Management**
> Voordat je een vorm van Visueel Management gaat inzetten is het belangrijk om de volgende vragen te bespreken:
> — Welke boodschap moet zichtbaar worden gemaakt?
> — Welke hulpmiddelen zijn hiervoor mogelijk?
> — Welke zijn het beste voor de mensen die het dagelijks gaan gebruiken?
> — Hoe onderhouden we het nieuwe systeem?

> **Opdracht**
> — Maak een verbeterbord.

8.7   Dagsessie en Keek op de week

Kortdurende intensieve communicatie met alle betrokkenen helpt om problemen snel te zien en samen op te lossen. In een dagelijks ochtend- of middagoverleg van 15 tot 20 minuten bekijk je met elkaar wat goed gaat en wat anders loopt dan verwacht. Doel is niet zozeer om mensen te controleren maar om hiervan te leren en elkaar te motiveren.

Denk ook eens aan een staand overleg van 10 minuten voor de overdracht. Als je staat, voel je sneller de druk om *to the point* te komen.

Een 'Keek op de Week' is een terugblik, waarbij visuele managementtools helpen om te kijken hoe ver het team is. Het accent ligt wat meer op de middellange termijn.

datum	naam	de situatie: waar loop je tegengaan?	voorstel voor aanpak	acties	door wie?	wanneer klaar?

8.8   Tijdvreters aanpakken

Bij de ontwikkeling van Lean bij Toyota was een belangrijke ontdekking dat er veel aandacht nodig is voor het concentreren op de vermindering van drie soorten verspilling namelijk:

- *Muda*: werk zonder toegevoegde waarde, de echte verspillers.
- *Muri*: overbelasting van medewerkers, door te hoge werkdruk of piekbelasting.
- *Mura*: sterke variatie in het werkproces, waardoor er de ene keer goed wordt gewerkt en de andere keer onhandig of met veel fouten.

Bij Lean worden acht soorten verspilling onderscheiden

1. Overproductie
Meer doen dan waar de klant om vraagt.

2. Transport
Overbodige verplaatsingen.

3. Fouten
Iedere fout brengt kosten en tijdverlies met zich mee. Let op: het is niet erg om een fout te maken, want van fouten kan men leren. Een fout mag echter niet twee keer gemaakt worden.

4. Voorraad
Voorraden zijn ingekocht zonder dat zeker is dat ze gebruikt worden. Probeer de voorraden zo laag mogelijk te houden.

5. Beweging
Overbodige bewegingen voegen geen waarde toe. Denk hierbij aan mensen die zoeken naar materiaal, bestanden of mappen et cetera.

6. Proces

Sommige processen hoeven niet te bestaan. Ze bestaan alleen om fouten in voorgaande processen op te lossen. Daarnaast kan het gebeuren dat processen te complex zijn ingericht.

7. Wachten

Producten, mensen en informatie die staan te wachten leveren geen waarde op. Het is zaak om de doorlooptijd van een product zo kort mogelijk te houden.

8. Talent

Het niets doen met ideeën levert gedemotiveerde professionals op. Daarnaast ontwikkelt de zorg zich niet verder.

Praktijkvoorbeeld

Een zorgteam onderzoekt de eigen 'tijdvreters', met behulp van een eigen tijdmeting. En komt zo tot de conclusie dat deze vooral zitten in de looptijden en transfers. Bij nadere analyse blijkt dat het vervoeren van de tilliften over twee verdiepingen via de lift tot tijdverspilling leidt. Juist in de ochtendspits is het file voor dit soort vervoer. De aanschaf van een extra lift blijkt vele uren werktijd te schelen. Op jaarbasis genoeg om de aanschaf te doen.

Een 'tijdvreter' is iets dat in verhouding tot de kern van het werk te veel tijd en energie kost. Het aanpakken van tijdvreters geeft ruimte in de zorg. Het gaat om routines en activiteiten die onnodig veel tijd kosten, terwijl zij minder belangrijk zijn voor de kern van het werk (zorg en aandacht cliënten). In elke werkkring komen tijdvreters voor. Tijdvreters in de verzorging hebben te maken met faciliteiten die ontbreken of veel tijd kosten, maar ook met administratie, ontbreken of te laat bestellen van werkmaterialen (incontinentiemateriaal, gazen) en eigen werkgedrag.

Voorbeelden van tijdvreters in de verzorging

- Niet ingewerkt zijn van nieuwe collega's die daardoor lang doen over hun taken.
- Ontbreken of te laat aanvragen van hulpmiddelen, incontinentiemateriaal et cetera.
- Verstoringen tussendoor (telefoontjes, bezoek, leveranciers), vooral op piekmomenten.
- Een indeling in zorgroutes die resulteert in veel heen en weer lopen en dus extra reistijd.
- Aanvraagprocedures van hulpmiddelen bij verzekeraars en gemeente.
- Zorgdossiers die niet logisch zijn opgesteld. Ontbreken van actuele informatie.
- Overmatige administratie, bijvoorbeeld bij kortdurende opnames.
- Laten uitlopen van werkoverleg, overdracht, pauzes.
- Computersystemen en archieven die niet op orde zijn.

Er zijn tijdvreters waar men veel invloed op heeft. De kunst is deze op te sporen en aan te pakken.

Werkvorm: Spoor de tijdvreters op!

Discussie en brainstorm met drie flap-overs en stickers (drie per persoon)

Flap 1: Wat heeft tijd nodig?

- Waar gaat het om bij bewoners/cliënten?
- Wat zijn de prioriteiten in het werk?

Flap 2: Wat zijn tijdvreters?

- Wat is minder belangrijk in jullie werk?
- Wat kost veel meer tijd dan nodig?
- Wanneer kom je niet toe aan zorg en persoonlijke aandacht voor je cliënt?
- Welke verstoringen zijn er?

Flap 3: Antwoorden en actieplan.

Maak een lijst van tijdvreters in de groep en plak stickers bij maximaal drie onderwerpen die aangepakt moeten worden. Verzamel vervolgens ideeën en oplossingen en bedenk acties om daar wat aan te doen. Hang het actieplan op een plek waar je het blijft zien en stel het bij.

Reflectievragen voor bespreking van de eigen praktijk

- Wat is jouw belangrijkste tijdvreter in je werk?
- Hoe wordt deze veroorzaakt?
- Welke invloed heb je hierop?
- Wat zou je willen met deze tijdvreter?
- Wat zou er gebeuren als je helemaal geen tijd aan je tijdvreter besteedt?
- Wat kun je inkorten, verminderen?
- Wat heb je nodig (medewerking, besluit…) om de tijdvreter te verminderen?

Stel je doel zo concreet mogelijk. Streef naar minimaal halvering van de tijd die de tijdvreter je kost.

Neem de uitkomst op in je Persoonlijk Tijdplan (▶tab. 1.1) en kijk of je actie nodig vindt.

8.9 Overbodige zorg verwijderen

Een speciaal aandachtspunt zijn tijdvreters in de zorg die eigenlijk bestaan uit overbodige zorghandelingen die routinematig worden uitgevoerd zonder dat ze waarde toevoegen. Het gaat hier om standaardmaatregelen die vaak bedoeld zijn om risico's uit te sluiten, maar die niet zo effectief zijn.

Werkvorm: opsporen overbodige zorg

Ga na welke handelingen standaard bij je cliënten worden uitgevoerd. Denk hierbij aan:

- Standaard wegen van cliënten.
- Standaard aantrekken steunkousen (sommige cliënten kunnen dit zelf of zelf leren).
- Standaard wassen met water en zeep.
- Standaard blaasspoelingen.
- Dagelijks zwachtelen (er zijn materialen waarmee dit niet nodig is).
- Gebruik poeders en zinkzalf (niet altijd effectief).
- Dagelijks vervangen urinezakjes.
- Standaard vervangen van katheters.
- Andere, namelijk…

Bespreek de handelingen met collega's en met de cliënt.

Hoe belangrijk zijn ze voor deze cliënt?

Voor wie is het wel zinvol en voor wie is het overbodige zorg?

Zie ook: Slim Zorgen, te downloaden via ▶www.vilans.nl.

Management en Zelforganisatie

Samenvatting

In dit hoofdstuk bespreken we de invloed van organisatie, werkcultuur en management op de manier waarop er met tijd wordt omgegaan, de zogenaamde 'tijdcultuur'. We brengen in kaart hoe timing van zorg in de organisatie plaatsvindt. Het management heeft een voorbeeldfunctie als het gaat om goed omgaan met tijd en aandacht. Coaching op tijdsdruk ondersteunt teams bij het aanpakken ervan. Zelforganisatie is een verschijnsel in opkomst in de zorg. Dit hoofdstuk bespreekt de randvoorwaarden.

© Bohn Stafleu van Loghum, onderdeel van Springer Media BV 2016
G. Verbeek, *Tijd voor zorg, zorg voor tijd*, DOI 10.1007/978-90-368-1280-1_9

9.1   Tijdcultuur in de organisatie

Op de Afdeling Oncologie meldt zich een zorgvrager bij de balie. De baliemedewerkster is telefonisch in gesprek en moet zich op dit gesprek concentreren. De zorgvrager wacht op gepaste afstand op haar beurt. Er komt een fysiotherapeut aan, die de baliemedewerkster nodig heeft voor een verandering in zijn dagplanning. Hij gaat achter de balie direct naast de medewerkster zitten en wacht tot zij klaar is met haar telefoontje. De medewerkster legt de hoorn op de haak en kijkt de fysiotherapeut aan. Die zegt: 'Nee, mevrouw was eerst' en wijst naar de zorgvrager voor de balie. De zorgvrager moet met verschillende professionals spreken: een verpleegkundige, een chirurg en een diëtiste. De afspraken zijn in serie gepland, met een wachttijd van circa 15 minuten tussendoor. Er zijn bij twee van deze drie afspraken geen wachttijden langer dan 10 minuten. De afspraak met de diëtiste wordt wel wat later, hierop moet 25 minuten worden gewacht. Zij verontschuldigt zich hiervoor en zegt dat het niet gebruikelijk is.

De onderzoeksfase voor deze patiënte bedraagt in totaal twee weken. Zij wordt aansluitend geopereerd. De patiënte start direct daarna met haar chemotherapie.

In dit voorbeeld blijkt dat een werkcultuur waarin rekening wordt gehouden met de tijdsbeleving van patiënten overkomt als respectvol en patiëntgericht. Dit kan worden bereikt door inzicht en inleven in de situatie van patiënten die net te horen hebben gekregen dat zij kanker hebben. Het is alle medewerkers op deze afdeling duidelijk dat wachttijden voor de patiënt zwaar zijn, juist omdat mensen vaak met onzekerheid en angst zitten te wachten en de tijd dan lang kan voelen. In het aannamebeleid voor een dergelijke afdeling is het mogelijk om competenties van medewerkers te zoeken die aansluiten op de tijdsbeleving van de doelgroep.

Het voorbeeld laat zien hoe belangrijk het is als zorgvragers en medewerkers rechtstreeks met elkaar communiceren over tijdvragen van zorgvragers, zoals de behoefte van zorgvragers aan bepaalde zorgmomenten in de vorm van vaste of flexibel overeen te komen tijdstippen. Maar ook dat professionals aandacht hebben voor de knelpunten die wachttijden opleveren en deze niet als 'vanzelfsprekendheid' behandelen. Er is sprake van een 'tijdcultuur' waarin zachte aspecten (aandacht, ruimte maken, luisteren) gecombineerd worden met een goed werkproces.

Om zo goed mogelijk af te kunnen stemmen op de tijdsbeleving van patiënten is het nodig dat medewerkers in hun tempo en werkwijze aansluiten bij ritmiek en persoonlijke behoeften van cliënten. Goede samenwerking met patiënten en collega's, evenals een overzicht over het werk is hierbij van belang. De houding van medewerkers, hun inspanning om zich te oriënteren op de zorgvrager en hierop af te stemmen zijn cruciale bijdragen vanuit de medewerkers om het 'moment of truth' met de zorgvrager vorm en inhoud te geven. Zij moeten in staat worden gesteld om dat te doen. Er is als het ware een steunende omgeving nodig, waarbij de cliënt echt centraal staat en organisatiepatronen ten dienste staan aan de cliënt.

> **Voorbeeld tijdcultuur zorgorganisatie voor mensen met dementie en NAH**
>
> **»** In mijn organisatie is het eigenlijk een rommeltje. Vergaderingen lopen uit. Mensen komen ook te laat aan of hebben een belletje tussendoor. Het is soms weleens irritant. Aan de andere kant, ons werk is behoorlijk dynamisch en heel precies zijn met tijd is niet goed mogelijk.
>
> Ben je het eens met deze conclusie?

Op het niveau van management en organisatie ligt de uitdaging om op organisatieniveau goed gebruik van tijd, niet alleen volgens chronos- (efficiency) maar ook volgens de kairosbeleving, mogelijk te maken.

De inrichting van zorg- en werkproces is belangrijk, zodat professional en zorgvrager met zo min mogelijk onnodige tijdbelasting met elkaar kunnen werken. Door het werkproces goed te organiseren, met zo min mogelijk ballast en verstoringen, ontstaat aandacht in het contact voor de patiënt en de beleving van kwaliteit én tijd.

Dit heeft bij de dagelijkse zorg te maken met voldoende en juiste hulpmiddelen en aanwezigheid van voorzieningen die direct nodig zijn, van verbandmiddelen tot technisch werkende apparatuur. Dit zijn de harde randvoorwaarden. Er zijn ook zachte aspecten in de zorg, die met de tijdcultuur te maken hebben, zoals de rust en aandacht waarmee gewerkt wordt.

> **Voorbeeld tijdcultuur (gesloten) jeugdzorg**
>
> **»** Wij hebben een cultuur die vrij strak is. Afspraak is afspraak. Je komt gewoon op tijd, dat is normaal. Het moet allemaal erg efficiënt, natuurlijk ook door de bezuinigingen, maar het hoort ook bij ons werk. Onze planning en controle wordt strak geregisseerd. Elke maand hebben we een overleg over de resultaten, het geld en de productie. Of we wel in de pas lopen met de uitgaven en inkomsten.
>
> Welke voordelen heeft deze tijdcultuur? Zie je ook nadelen?

Als artsen, paramedici en verpleegkundigen in dit ziekenhuis gehaast hun handelingen uitvoeren en weinig oogcontact met de patiënt maken, ontstaat vanzelf de beleving dat er 'geen tijd' is. Patiënten trekken dan vaak ook conclusies over de kwaliteit van de verpleging of behandeling die zij krijgen als zij merken dat het tijdritme van de organisatie dwingend is en hun gevoelens en ervaringen hierin meetellen of juist niet.

9.2 Perspectieven in zorgorganisaties: het tijdkristal

Het woord 'kristal' komt van het Griekse woord krystallos, dat 'ijs' betekent. Men geloofde toen dat het heldere bergkristal door de goden vormgegeven ijs was. Een kristal is een mineraal, gevormd door geologische processen. Kristallen zijn ontstaan toen de aarde werd gevormd en ze zijn zich blijven ontwikkelen. Kristallen zijn het DNA van de

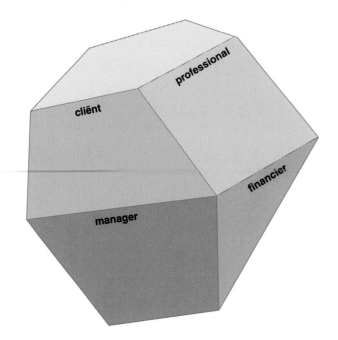

◻ **Figuur 9.1**   Het tijdkristal.

aarde, een chemische afdruk van de evolutie. Ze zijn opgebouwd uit geometrische vormen, zoals driehoeken, vierkanten, rechthoeken en zeshoeken.

Ervaringen en belevingen van tijd zijn op te vatten als de facetten van het kristal. Er is niet één juiste manier van kijken naar tijd, er zijn er meerdere. De facetten van het tijdkristal bestaan uit de tijdsbeleving en opvattingen over tijd van zorg van cliënten, professionals, managers en anderen.

Het tijdkristal (◻fig. 9.1) is een metafoor om de verschillende belevingen en aspecten te plaatsen. En ook om recht te doen aan de verschillende invalshoeken. De beleving van een 'wachttijd' is voor een cliënt van zorg een andere dan voor de zorgprofessional die hem helpt. In gevaarlijke of pijnlijke situaties kan 5 minuten wachttijd ondraaglijk lang zijn voor de zorggebruiker, terwijl de zorgprofessional het gevoel heeft ruim op tijd te zijn.

De ervaringen en invalshoeken van zowel cliënt, professional als management kunnen verkend en gekend worden. Als de perspectieven uitgewisseld worden, ontstaat meer inzicht en mogelijk meer begrip. De werkelijkheid in het kristal wordt zichtbaar, voor iedereen. De mogelijkheid om op elkaar af te stemmen neemt toe. Een uitdaging om in elke situatie het tijdkristal te verkennen…

Opdracht: maak een tijdkristal

▬ Zet in steekwoorden drie punten die belangrijk zijn als het om tijd gaat in het perspectief van:
  – je cliënten;
  – de zorgprofessionals;
  – de managers, leiding;
  – eventueel de financier.

- Maak een tijdkristal van deze tijdsperspectieven.
- Waar komt het overeen?
- Waar zie je de verschillen?
- Kun je de verschillen overbruggen?

9.3 Overzichtsmodel timing van zorg

In het model 'timing van zorg' in ◼fig. 9.2 staat een overzicht van de aspecten op organisatieniveau die invloed hebben op de tijdsbeleving van cliënten. Hierin is het begrip 'moment of truth' belangrijk.

Een 'moment of truth' is het 'moment van de waarheid'. De zorgprofessional, die geconfronteerd wordt met een cliëntvraag, staat er op dat moment alleen voor. Of er op dat moment wel of geen aansluiting plaatsvindt met de cliënt, hangt op dat moment af van wat er in die interactie gebeurt.

◼Figuur 9.3 laat zien wat allemaal invloed heeft op de interactie tussen cliënt en zorgprofessional als het gaat om tijd. De organisatie kan de 'moments of truth' en timing vanuit medewerkers op de cliënt faciliteren door hen te laten werken met een redelijk gelijkmatige tijdsdruk, gebaseerd op inschatting van zorgvraag en benodigde hoeveelheid personeel. Afstemming op het niveau van de zorgorganisatie betekent rekening houden met zowel de fluctuaties in de vraag van cliënten en de beschikbaarheid van personeel als met de eveneens veranderende externe bekostiging en situatie van een onderhandelingsmarkt waarbij zorgtijd een meer economische betekenis heeft.

Flexibele afstemming van zorgtijd op de tijden van de cliënt vindt voor een belangrijk deel 'organisch' plaats. Hoe directer het contact hierover is tussen actoren, hoe sneller en gemakkelijker de aanpassingen gerealiseerd worden. Tegelijk is er zicht nodig op de gewerkte en geleverde zorg en de mogelijkheden om de financiële middelen zo goed mogelijk in te zetten.

Op het niveau van de organisatie als geheel is afstemming nodig tussen de ambities wat betreft te leveren kwaliteit aan cliënten, waaronder ook tijdsaspecten als levertijden en 'aandacht' en de feitelijke inzet aan mensen, ondersteuning van medewerkers en (her)inrichting van de organisatie.

Ook hier is de balans tussen cliënt, medewerker en economische (tijd)principes aan de orde. De beleidscyclus leent zich als concreet tijdgerelateerd middel voor communicatie en monitoring van timing van zorg, omdat hierin zowel cliëntgebonden ambities en uitkomsten staan als voorwaarden, waaronder personeelsbeleid, scholing en koppelingen met beheersinstrumentarium en kostenbewaking.

Vraag
Beschrijf een 'moment of truth' in je eigen werksituatie. Een situatie waarin een cliënt beroep deed op jou terwijl dat misschien niet helemaal uitkwam.
- Welke dilemma's waren er?
- Welke keuzes heb je gemaakt?
- Op welke manier werd je wel/niet gesteund door je organisatie?

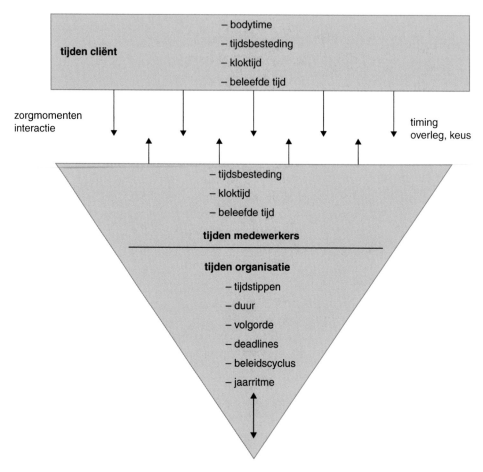

Figuur 9.2   Model timing van zorg: de basis. (Verbeek 2011a)

9.4   De rol van het management

Het management kan timing vanuit medewerkers op de zorgvrager faciliteren door hen te laten werken met een redelijk gelijkmatige tijdsdruk, gebaseerd op inschatting van zorgvraag en benodigde hoeveelheid personeel. Afstemming op het niveau van de zorgorganisatie betekent rekening houden met zowel de fluctuaties in de vraag van zorgvragers en de beschikbaarheid van personeel als met de eveneens veranderende externe bekostiging en situatie van een onderhandelingsmarkt, waarbij zorgtijd een meer economische betekenis heeft.

Bij levering van ondersteuning en zorg aan cliënten stemmen operationeel managers cliëntvraag, medewerkeraanbod en productiviteit op elkaar af. Er zijn aldoor keuzes nodig om dit te optimaliseren, want de cliëntvraag schommelt vaak.

Naast activiteiten om medewerkers beter toe te rusten en te ondersteunen in de interactie met cliënten, is op andere fronten gerichte aandacht vanuit het management nodig.

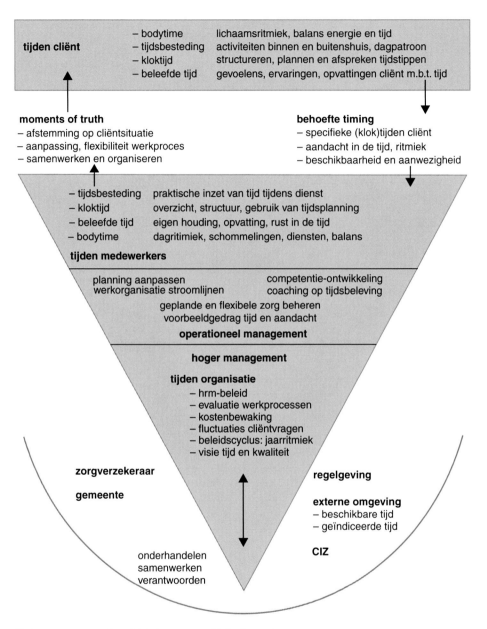

Figuur 9.3 Ingevuld model timing van zorg. (Verbeek 2011a)

De organisatie kan onbedoeld tijd van medewerkers vragen die niet direct in het contact met cliënten ten nutte komt. Zoals we eerder zagen bij de 'tijdvreters', die vooral gedurende piektijden onbedoeld tijdsdruk bij medewerkers en tekort aan tijd en aandacht in het contact met cliënten veroorzaken.

> **Praktijkvoorbeeld timing van zorg**
>
> In een woonzorgorganisatie voor gehandicapten bestaat een probleem bij de
> aansluiting van tijdvragen en beschikbare diensteninzet in de avonden. Op de groep
> oudere bewoners willen mensen graag vroeg naar bed. De meesten tussen 20:00 en
> 21:00. Op de groep jongeren met lichte verstandelijke beperkingen willen mensen juist
> langer opblijven. Op de eerste groep is er een overschot aan beschikbare zorg, op de
> andere groep een tekort.
>   De twee teams en de manager besluiten om de inzet op de avond en nacht hierop
> aan te passen. Het nachtteam wordt opgeheven. Er komt een tussendienst die op de
> groep ouderen meewerkt tot 21:00 en daarna doorgaat bij de jongere groep tot 23:30.

Planning, werkorganisatie, coaching en competentieontwikkeling rondom tijd zijn specifieke bijdragen vanuit het operationeel management. Hoger in de zorg vindt sturing plaats aan de hand van een beeld van wat het hoger management cliënten wil bieden en van de kwaliteit van de zorg waarover in de buitenwereld onderhandeld wordt.

In de volgende opsomming staan taken die op organisatieniveau plaatsvinden om timing van zorg goed te laten lopen.

Coördinatie en organisatietaken cliënten als het gaat om zorgtijd:
- Aanspreekpunt voor cliënt over gewenste tijdsinzet.
- Informeren over mogelijkheden en wijzigingen.
- Maken van de juiste (haalbare) afspraken.
- Communicatie en contact over verloop.
- Evaluatie bij cliënt, aanspreekbaar zijn op knelpunten.

Coördinatie en organisatietaken medewerkers als het gaat om zorgtijd:
- Zorgen voor voldoende (deskundige) medewerkers en samenstelling team.
- Afstemming werktijden op fluctuerende vraag cliënten.
- Aanspreekpunt op tijdsdruk en balans privésituatie.
- Bespreekbaar maken tijdsbeleving en knelpunten.
- Coaching team en individuele medewerker op knelpunten rondom tijd.

Coördinatie en organisatietaken beheer tijdsinzet:
- Bewaken financiële situatie (inkomsten/uitgaven).
- Bewaken kwaliteit van levering en wachttijden.
- Anticiperen ontwikkelingen extern (omgeving, gemeente, financier).
- Overleg en afspraken interne organisatie als geheel (planning en controle).
- Doorvoeren veranderingen extreme regelgeving naar werksysteem.

Deze taken worden vaak door managers en leidinggevenden (teamleiders/hoofden) uitgevoerd, maar komen ook steeds meer bij medewerkers zelf terecht. Dat geldt vooral voor de taken in het primair werkproces bij de cliënt, maar ook voor de eigen tijdsdruk en werkwijze in het team.

> **Opdracht**
> Breng voor de organisatie waarin je werkzaam bent of stage loopt in kaart welke van de
> hiervoor genoemde taken op welk niveau plaatsvinden:
> ▬ Door hogere managers
> ▬ Door hoofden/teamleiders
> ▬ Bij het team zelf
> ▬ Anderen, namelijk…

9.5 Voorbeeldfunctie vanuit de leiding

» Ik bewaak de pauzes en ik bewaak het als het druk is, om mensen aan te horen en te
kijken waar die drukte mee te maken heeft. Soms is het beleving en soms is het een
reële vraag. Ik probeer erachter te komen wat eraan gedaan kan worden. Wij hebben
de zorg om het allemaal rond te krijgen. Als leiding heb je het meteen druk als er ergens
een probleem is. Je krijgt dan onvrede en klachten. Je moet met mensen gaan praten.
Als ik een klacht hoor, dan ga ik erheen en ga het uitpraten. Je moet dat ook op papier
zetten en actie ondernemen, dat kost allemaal tijd. We worden verder overspoeld met
beheerssystemen, die veel tijd vragen, dat moeten we allemaal weer uitleggen aan
cliënten en medewerkers. Ik zou hier ieder weekend wel kunnen zitten. Je zit constant te
kijken op de klok. Je hebt bijna geen pauzes.

Managers en betrokkenen bij het organiseren van de werkvloer blijken zelf hun eigen
tijdsdruk te hebben in de zorg. Bij de tijdsbeleving lijken deadlines een rol te spelen. De
dynamiek van de beleidscyclus in de organisatie vergt een voortdurend werken aan jaar-
plannen, verantwoordingssystemen en registratie van gegevens. Daarbij komt voor veel
leidinggevenden nu dat zij bepaalde zaken op orde moeten krijgen, zoals de financiën of
de systematiek van planning en roostering. Externe regelgeving en invloeden van buiten
af blijken in de geobserveerde periode bij te dragen aan de tijdsdruk en besteding van
tijd vanuit het management, zoals bovenstaande casus laat zien.

De invloed van direct-leidinggevenden op timing van zorg is groot. Als het ergens
spaak loopt in de afstemming, komt dat terecht bij de operationeel manager: onvrede
van cliënten over wachttijden, uitval van personeel, schommelingen in bezettingen van
cliënten en medewerkers. Dit alles vanuit de noodzaak om het project kostendekkend en
'productief' te laten functioneren. Als coach of leidinggevende heb je een zeer belangrijke voorbeeldfunctie in de manier waarop je medewerkers werken.

Gejaagdheid, druk rondlopen, ad-hocreacties en signalen van stress van de operationeel
manager werken door bij medewerkers, die hun leidinggevende ervaren als meer of minder
dichtbij en toegankelijk. De casus laat zien dat anticiperen op te verwachten tijdsproblemen
en goede communicatie met medewerkers niet alleen over tijdsbesteding maar vooral ook
over tijdsbeleving veel uitmaakt voor de ervaren tijdsdruk op de werkvloer. Het 'nemen van
tijd' op passende momenten, zoals aandacht voor een sterke piekdrukte in de kersttijd bij
uitval van collega's door de leidinggevende, gevolgd door passende acties, is erg belangrijk.

9.6   Coaching op tijdsdruk, hoe doe je dat?

De leidinggevende heeft behalve met medewerkers ook met cliënten van doen als er problemen zijn bij cliënten rondom tijdsinzet.

» Soms zegt de bewoner: 'Er wordt te weinig tijd aan me besteed' of 'Er komt niemand langs'. En soms is het een klacht van bewoners of familie hierover. En dan ga ik eropaf en vraag wat er precies aan de hand is. En met de medewerkers overleg ik het. Het komt voor dat een bewoner klaagt dat er geen tijd voor haar is, maar zij zelf ook moeite heeft met vragen. Dan zegt de medewerker: 'Wil je hulp?', maar dan zegt ze: 'Dat is niet nodig, ik red me wel'. Dat is soms wel een beetje lastig.

In dit soort gevallen vraagt de leidinggevende medewerkers wel om ook ongevraagd langs te komen, dus op momenten dat de cliënt er niet om belt, maar er zo een gelegenheid is om tijd te vragen.

De leidinggevende faciliteert bewust de medewerkers, let daarbij op tijdsaspecten en stuurt zo nodig bij.

» Je moet mensen ook faciliteren, zorgen voor spullen. Goede waskarren die beter werken. Maar je vraagt ook de discipline om op tijd aan de slag te gaan. Zoals met roken ook en met een kwartiertje pauze nemen. Soms spreek ik ze collectief aan, soms individueel. Er is ook een medewerker die heel langzaam werkt, die krijgt het niet af.

Als operationeel leidinggevende kun je medewerkers aanspreken op hun tijdsbesteding, bijvoorbeeld bij het nemen van lange pauzes terwijl er veel zorgzwaarte is onder bewoners, maar tegelijk ook waken voor een al te grote nadruk op efficiency, het leveren van productie en aspecten rondom kloktijd. Medewerkers hebben de neiging defensief te worden en minder aanspreekbaar als er veel accent komt te liggen op het bewaken en beheersen van kloktijd. Hun gejaagdheid neemt toe en de aandacht die zij in de tijd leggen, neemt af.

Globaal genomen zien we drie soorten strategieën van coaches/leidinggevenden die dicht bij de werkvloer staan in de zorg als het gaat om de beleving van tijdsdruk. Bekijk hiervoor ◼tab. 9.1.

1. Meevoelen en meegaan

Je teamleden wijten de tijdsdruk aan alles behalve zichzelf of hun collega's. Meestal krijgt 'de organisatie' de schuld: de planner, het management, de directeur of wie maar beslissingen neemt over geld en inzet aan personeel. Het team wil vooral dat er meer personeel bij komt, liefst meteen. Jij luistert naar alle boze en machteloze gevoelens. Je wil vooral laten zien dat je hen begrijpt en dat ze bij jou terecht kunnen. Het kan zijn dat je de visie van het team helemaal gaat overnemen in het beeld dat er vooral hulptroepen nodig zijn. Jij bevestigt je team en haalt de organisatie over extra mensen in te zetten. Het bijzondere is dat deze strategie zelden langer dan een bepaalde periode werkt. Voor je het weet is het team gewend aan een kleine uitbreiding van de formatie. En dan begint de negatieve stemming weer aan te zwellen, je hoort toenemend klagen. Opnieuw dreigt je team over de rooie te gaan...

▣ **Tabel 9.1** Checklist hoe ga jij om met de tijdsdruk in het team? Bron: *Tijd voor zorg, zorg voor tijd.* Artemea (2014)

	ja	deels/soms	nee
1. ik doe er niets mee, mijn eigen tijdsdruk is te hoog			
2. ik laat de mensen in het team stoom afblazen als ze tijdsdruk voelen			
3. ik vind dat het team een verkeerd beeld heeft van de situatie			
4. ik pak de ergste klagers meteen aan			
5. ik vraag door op redenen en situaties van tijdsdruk			
6. ik ga met het team knelpunten analyseren			
7. ik voel me aangesproken dat we het team niet helpen			
8. ik voel me machteloos als ze bij me komen met hun verhalen			
9. ik gebruik creatieve werkvormen om mensen te betrekken			
10. ik zie tijdsdruk als een signaal om aan verbete-ring te werken			
11. tijdsdruk hoort bij de zorg, klagen doe je in je eigen tijd			
12. ik maak duidelijk dat tijdsdruk een beleving is			

2. De strijd aanbinden

Heel anders gaat het met leidinggevenden en coaches die de visie van het team op tijdsdruk niet delen en de strijd aanbinden. Met harde hand maak jij korte metten met de klaagcultuur. Je zegt tegen de mensen dat 'tijdsdruk vooral tussen de oren zit' en vraagt hen om harder te werken en minder pauze te nemen. Wat je eigenlijk doet is de beleving van 'tijdsdruk' ontkennen en verwerpen. Het kan zijn dat je instrumen-teel, met behulp van planning en roostering, orde op zaken stelt. Je haalt de laatste stukjes inefficiency uit de diensten. Je vraagt je team om de werktijden aan te passen aan de vraag en eist dat mensen zich flexibel opstellen. Eigenlijk vind je een behoor-lijk deel van je teamleden ongeschikt om in deze moderne tijd te werken.

Het resultaat van al jouw inzet om het team te bekeren, zal je verbazen. Er ontstaat steeds meer wantrouwen. Mensen voelen zich bedreigd of niet serieus genomen. Rookpauzes worden langer, er wordt meer gekletst. Het team voelt zich in de steek gelaten en gaat minder hecht of enthousiast werken. Het is mogelijk dat het ziekte-verzuim stijgt… En daarmee weer de ervaren tijdsdruk.

3. Tijdsdruk aanpakken

In plaats van mee te gaan met het team, dan wel de strijd aan te binden, kun je tijds-druk zien als een belangrijk probleem om aan te werken. Je weet dat tijdsdruk iets is dat mensen vaak aan een externe omstandigheid wijten, maar dat goed kijken naar tijdsdruk en anders werken helpt om concrete tijdsproblemen aan te pakken en op te lossen. Als jouw team dat niet (meer) uit zichzelf doet, hebben ze er wat aan als een ander (jij) hen helpt om tijdsdruk aan te pakken. Je meeleven met het team verhin-dert je niet om frisse vragen te stellen aan het team en de confrontatie te zoeken op een constructieve manier. Je doel is om er met het team samen uit te komen.

> **Antwoorden**
>
> Antwoorden 1, 2, 7, 8: je voorkeursstijl is 'meevoelen en meegaan'
> Antwoorden 3, 4, 11, 12: je voorkeursstijl is 'de strijd aanbinden'
> Antwoorden 5, 6, 9, 10: je voorkeursstijl is 'onderzoeken en aanpakken'

Tijdsdruk bespreekbaar maken kan als je medewerkers uitdaagt om hun 'gevoel' hier-over om te zetten in woorden of een rapportcijfer, met behulp van de tijdsdrukmeter (◻fig. 9.4), die we eerder ook in ▶par. 3.2. hebben besproken. Deze werkvorm is in een teamoverleg van circa een uur goed toe te passen.

> **Toepassing tijdsdrukmeter: opdracht voor het team**
>
> Vraag medewerkers om individueel hun tijdsdruk in kaart te brengen, met de tijdsdrukmeter.
>
>   Bespreek in het team de ingevulde tijdsdrukmeters en bespreek de uitkomst.
> — Welke verschillen doen zich voor?
> — Waar zitten de pieken in het werk?
>
> Zoek één actiepunt om aan te werken in de komende tijd.

Vervolgens kun je met het team gerichter kijken naar momenten waarop medewerkers deze tijdsdruk voelen. Het is mogelijk het hele dienstenpatroon door te lichten. Een ver-volgstap is het maken van een tijddiagnose (zie ▶par. 3.5). Als je voor deze strategie kiest, is de kans veel groter dat er werk wordt gemaakt van de achterliggende factoren waar het team invloed op heeft. Als het team leert om die te zien, te herkennen en er wat mee te doen, krijgt de groep meer zelfvertrouwen. De vaardigheden in het goed inzetten en benut-ten van tijd nemen toe. Individuele teamleden krijgen de kans om hun zwakkere kanten te verbeteren. Er ontstaat meer teamgeest en een sterker gevoel van trots op eigen kunnen.

Belangrijk is om het team te steunen om eigen kracht aan te boren en de invloeds-sfeer te benutten (zie ook ▶par. 3.6).

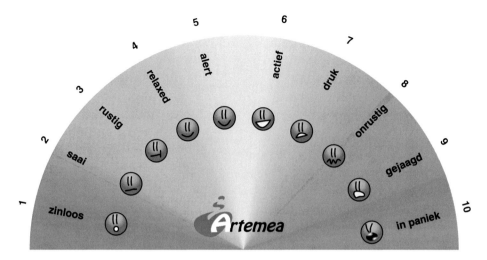

◘ Figuur 9.4   Tijdsdrukmeter: hoe maak je het bespreekbaar?

Uit de praktijk: verantwoording nemen voor de eigen werkorganisatie

Een zorgteam levert ondersteuning en zorg aan ouderen. In dit team zitten twee collega's die de rol hebben om alle afspraken te maken en de planning te doen. Deze twee collega's doen dat jarenlang heel goed en naar tevredenheid. Het gevolg is dat de rest van het team op hen gaat leunen en bij een nieuwe opname niet meer zelf aan de slag gaat met inplannen.

Op een gegeven moment vertrekt één van de 'regelaars' uit dit team, de ander wordt langdurig ziek. In het team is nu de beleving dat er te weinig menskracht is, hoewel er wel net twee nieuwe collega's zijn aangenomen.

Pas na het maken van een analyse van de tijdsdruk wordt duidelijk dat de zorgprofessionals en verpleegkundigen moeite hebben om zelf het werkproces in de zorg actief aan te sturen, omdat ze dat lang hebben uitbesteed aan hun collega's. Zij besluiten om hier zelf een plan voor te maken en de taken te verdelen. Na twee maanden is de beleving van 'tijdsdruk' verleden tijd.

Opdracht
- Wat herken je van de situatie die je in deze casus ziet?
- Analyseer de oorzaken.
- Welke rol kan een leidinggevende of coach hebben? Hoe kaart je dit aan?

Op welke wijze begeleid je mensen naar een betere situatie?

9.7   Zelforganisatie

'Zelforganisatie' is het natuurlijke proces waarbij in een chaotisch en complex systeem spontaan structuren ontstaan. Een belangrijk kenmerk van zelforganisatie is dat niemand of niets doelbewust structuren in een systeem aanbrengt. Iemand kan wel voor de voorwaarden zorgen waardoor zelforganisatie kan plaatsvinden.

Een voorbeeld is een vlucht vogels door de lucht of een school vissen die zich door het water beweegt zonder sturing van bovenaf. Volgens sommige wetenschappers is het leven ontstaan als gevolg van zelforganisatie. Ook groepen van mensen kunnen zich spontaan organiseren zonder sturing van buitenaf.

Belangrijke ingrediënten voor zelforganisatie zijn:

- de omgeving van de organisatie is complex;
- er is sprake van een snelle interactie tussen de onderdelen van de organisatie (goede communicatie);
- de organisatie en deelnemers erin leren op basis van feedback (lokale informatie);
- werkprocessen die beter op een lager niveau geregeld kunnen worden, worden ook gedelegeerd; besluiten kunnen daardoor snel genomen worden;
- er is tegelijk snel doorgeven van zaken die 'hoger' in het systeem moeten worden opgelost, waarna ze weer gedelegeerd worden.

In de zorg is er een toenemende belangstelling voor allerlei vormen van zelforganisatie, zoals zorgcoöperaties en wooninitiatieven die worden opgericht door cliëntengroepen en verwanten. Zelforganisatie lijkt een antwoord op de uitdaging voor een zorgbehoefte die steeds complexer wordt en steeds sneller verandert. In zorgcoöperaties staan zelfsturing en beperking van onnodige overhead centraal, waardoor optimaal met tijd en geld kan worden gewerkt.

Zelforganisatie kan op het niveau van de 'klant' zelf plaatsvinden, bijvoorbeeld door cliënten die samen een woongroep of zorgcoöperatie beginnen. Of door zorgprofessionals. Tegenwoordig zijn er steeds meer zorgteams die 'zelfsturend' of 'zelforganiserend' werken. Zij hebben geen leidinggevende die hen direct aanstuurt, maar nemen beslissingen zo veel mogelijk zelf.

9.8   Randvoorwaarden voor eigenaarschap

Noodzakelijke voorwaarde is dat de zorgorganisatie interne flexibiliteit schept door te kiezen voor differentiatie in teams, hen autonomie te geven en binnen teams handelingsruimte voor medewerkers toe te staan. Het team krijgt een grote vrijheid wat betreft werkindeling, werkwijze en samenwerking onderling en met de cliënt.

Daarnaast is er vaak wel een kader met afspraken. Bijvoorbeeld:

- tijdregistratie: alles wat nodig is om facturen te sturen en salarissen te betalen;
- afspraken over doelstellingen van zorg en bijhouden zorgdossier;
- beschikbare inzet aan uren/formatie.

Tools kunnen nodig zijn om als team zelforganiserend te werken:

— Planning en roostering.
— Communicatie.
— Resultaatmeting.
— Sensor- en beeldschermtechnologie.

Opdracht: jouw beeld van zelforganisatie

— Hoe zie jij zelforganisatie in jouw (toekomstige) werk?
— Welke randvoorwaarden zijn hier nodig?
— Wat kun je er met je collega's aan doen?

Neem de uitkomst op in jouw Persoonlijk Tijdplan (▶tab. 1.1).

Tot slot

Samenvatting

In dit slothoofdstuk vragen we de lezer om zijn of haar eigen tijdplan te benutten als het gaat om goed omgaan met tijd in de zorg. Dit Persoonlijk Tijdplan is opgenomen in ►par. 1.7, ►tab. 1.1. We beginnen met de voordelen van een persoonlijke tijdstrategie en eindigen met de laatste adviezen voor goed gebruik van tijd in de praktijk. Neem het heft in eigen hand en zorg voor jouw tijd.

© Bohn Stafleu van Loghum, onderdeel van Springer Media BV 2016
G. Verbeek, *Tijd voor zorg, zorg voor tijd*, DOI 10.1007/978-90-368-1280-1_10

10.1   Trek je eigen plan

Waarom zou je een eigen tijdplan maken? Wat is de zin ervan? Het is uiteraard mogelijk om te werken in de zorg en het tijdsaspect te zien als iets waar je geen aandacht aan zou hoeven besteden of waar je geen last van wilt hebben. De ervaring leert dat vroeg of laat het grootste deel van de zorgprofessionals hier toch last van gaat krijgen.

Een persoonlijke tijdstrategie, jouw eigen manier van hoe je met je tijd wilt omgaan, maakt je weerbaar in de dagelijkse praktijk. Je zult je meer bewust zijn van je eigen keuzes die je aldoor maakt en ook jouw eigen invloed om die keuzes zo te maken dat ze passen bij de zorg die jij biedt en bij jezelf. Hierdoor word je minder overspoeld en kom je toe aan de kern van je werk. Je zult accepteren dat je niet alles kunt doen, maar wel datgene gaat doen wat echt belangrijk is.

Met frisse blik je eigen plan trekken en daar af en toe wat in veranderen zorgt ervoor dat je met meer rust en focus bezig bent.

Door je tijdplan (►par. 1.7) op te nemen in een persoonlijk ontwikkelplan kun je eventuele knelpunten op tijd bespreken en eventueel je vaardigheden verder aanscherpen.

10.2   Time-outs

De boog kan niet altijd gespannen zijn. Belangrijk in je werk is het op tijd terugschakelen als je periodes van tijdsdruk of piekbelasting meemaakt. Dat betekent dat je bewust je tempo verlaagt. Soms kan dat al op je werk, door net wat rustiger te lopen of even kort pauze te nemen. Soms kom je daar pas na je werk aan toe.

Het nemen van time-outs om op adem te komen is op lange termijn belangrijk om het werken in de zorg op een goede manier vol te houden. Je kunt kort ontspannen en bent dan weer fris voor het volgende wat je doet.

In het overzicht van ◼fig. 10.1 staan 33 time-outs. Kies jouw favoriete tip(s) eruit en zet ze in je Persoonlijk Tijdplan.

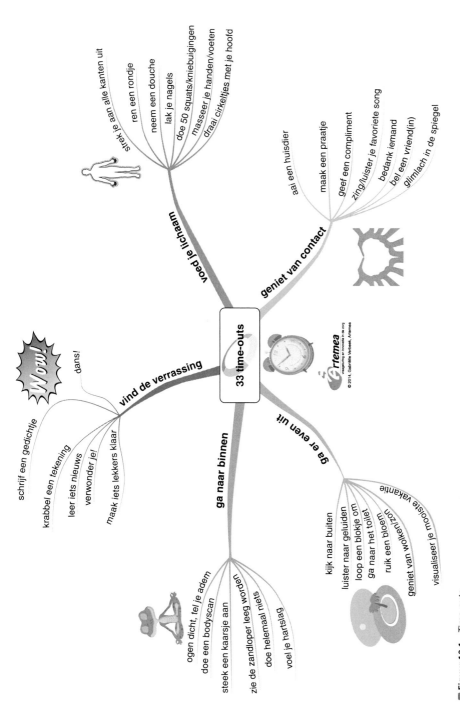

33 time-outs

voed je lichaam
- strek je aan alle kanten uit
- ren een rondje
- neem een douche
- lak je nagels
- doe 50 squats/kniebuigingen
- masseer je handen/voeten
- draai cirkeltjes met je hoofd

geniet van contact
- aai een huisdier
- maak een praatje
- geef een compliment
- zing/luister je favoriete song
- bedank iemand
- bel een vriend(in)
- glimlach in de spiegel

vind de verrassing
- Wow!
- dans!
- schrijf een gedichtje
- krabbel een tekening
- leer iets nieuws
- verwonder je!
- maak iets lekkers klaar

ga naar binnen
- ogen dicht, tel je adem
- doe een bodyscan
- steek een kaarsje aan
- zie de zandloper leeg worden
- doe helemaal niets
- voel je hartslag

ga er even uit
- kijk naar buiten
- luister naar geluiden
- loop een blokje om
- ga naar het toilet
- ruik een bloem
- geniet van wolken/zon
- visualiseer je mooiste vakantie

© 2014, Gabriëlle Verbeek, Artemea

◘ **Figuur 10.1** Time-outs.

10.3   Laatste tips

De kern van dit boek voor de gebruiker bestaat uit het volgende:

1. **Neem tijdsdruk serieus, vooral als het over de grens gaat die voor jou acceptabel is**
   Zolang tijdsdruk beperkt blijft tot piekmomenten en tijdelijk is, kun je er goed van herstellen. Als je permanent en voor langere tijd elke dag last hebt van tijdsdruk, het gevoel gehaast en met te weinig tijd te leven en te werken, kun je jezelf erg uitputten. Je bent dan zelf meer vatbaar voor ziekte en uitval. Je kunt je cliënten niet goed de aandacht geven die nodig is.

2. **Tijdkwesties in de zorg horen erbij**
   In deze branche is het vrij zeker dat je ermee te maken krijgt. Er zijn spanningsvelden tussen de tijdsperspectieven van cliënten, zorgprofessionals en management en beheerssysteem. Door goed te kijken wat er aan de hand is, kun je vinden waar de wortel zit.

3. **Bepaal waar je invloed op hebt, en werk eraan**
   Hoewel we tijdsproblemen vaak zien als iets waarvan de oorzaken buiten ons liggen, maakt juist dat ons wat machteloos. Je kunt analyseren waar je invloed op hebt en waarop niet. Door aan de slag te gaan met waar je wel invloed op hebt, zul je met meer rust en tevredenheid je werk kunnen doen.

4. **Bepaal je tijdstijl**
   Als je weet wat jouw natuurlijke tijdstijl is, kun je beter zien waar jouw kracht ligt. Werken vanuit je natuurlijke manier van met tijd omgaan, maakt dat het soepeler loopt.

5. **Stem af op tijdstijl en tijdritme van de cliënt**
   Cliënten hebben net als iedereen een eigen manier van met tijd omgaan. Veel botsingen tussen zorgprofessionals en cliënten ontstaan omdat mensen geen begrip hebben voor elkaars tijdsperspectief. Door inzicht te krijgen in wat de ander nodig heeft voor een goed leef- en dagritme, zul je betere zorg bieden waarvan de kwaliteit als hoger wordt ervaren door je cliënt.

6. **Zorg voor echte aandacht in het contact met je cliënt**
   Het geven van 100 % aandacht in het contact met cliënten zorgt voor een meer effectief en goed contact. Uiteindelijk bespaar je hier tijd mee. Tijd nemen voor de cliënt en actief luisteren levert tijd op.

7. **Versterk je vaardigheden**
   Goed omgaan met tijd in de zorg is een kwestie van competenties en vaardigheden. De vijf competenties voor omgaan met tijd voor zorg moeten in balans zijn. Als je alleen maar bezig bent met tijdsparend werken, verlies je de aansluiting met je collega's en cliënten. Als je geen tijd besteedt aan efficiency, zal je werk eronder lijden. Bekijk welke tijdvaardigheden je wilt ontwikkelen en train ze stap voor stap.

8. Maak keuzes en stel prioriteiten

Het maken van goede keuzes is nodig. Het werk in de zorg is nooit 'af' en er is altijd meer dan we kunnen doen. Het is belangrijk om te weten wat 'waarde' heeft vanuit de cliënt bekeken en waar jouw werk aan bijdraagt. Bepaal wat belangrijke taken zijn en waar je je energie en tijd op gaat inzetten. Doe dat individueel én met collega's, zodat je een gedragen keus hebt.

9. Schoon je tijdvreters op en verbeter je werkprocessen

In elk werk sluipt ruis. Overal zijn minder goede werkprocessen die omslachtig zijn en tijd kosten. Wees je hier bewust van en doe er wat aan. Vooral nu zorgprofessionals meer zelfsturend worden, zullen zij zelf alert moeten zijn op de tijdrovers. Spoor ze op en werk ze weg, liefst samen met je collega's.

10. Bepaal je persoonlijke tijdstrategie

Als je grip hebt op jouw tijd en je keuzes maakt op een manier waar je achter kunt staan, zul je minder last hebben van tijdsdruk. Je werkt met meer voldoening en werkplezier. Bepaal je eigen strategie en maak kleine stappen in de richting van waar je wilt komen.

» Hoewel we er nooit genoeg van krijgen, is tijd het enige dat van onszelf is. (stelling bij het proefschrift *Zorg, een kwestie van tijd,* Verbeek 2011a)

Bijlagen

© Bohn Stafleu van Loghum, onderdeel van Springer Media BV 2016
G. Verbeek, *Tijd voor zorg, zorg voor tijd*, DOI 10.1007/978-90-368-1280-1

Literatuur

Adam, B. (2004). *Time*. Cambridge: Polity Press.

Akerboom, H., et al. (2005). *Vraagsturing en competenties. Ontwikkelen van succesvol gedrag in de zorg*. Houten: Bohn Stafleu Van Loghum.

Benders, J., Rouppe van der Voort, M., & Berden, B. (2010). *Lean denken en doen in de zorg. Acht verhalen uit de praktijk*. Den Haag: Boom Lemma.

Boom, P. van den, & Vinke, R. (2012). *Kleefstof van de menselijke maat; een nieuw perspectief voor het ontwikkelen van effectieve organisaties*. Assen: Van Gorcum.

Cayirli, T., Veral, E., & Rosen, H. (2003). Outpatient scheduling in health care: a review of literature. *Production and operations management, 12*(94), 519–549.

Covey, S. R. (2010). *De zeven eigenschappen van effectief leiderschap*. Amsterdam: Business Contact.

Dohmen, J., & Lange, F. de. (2006). *Moderne levens lopen niet vanzelf*. Amsterdam: SWP.

Draaisma, D. (2007). *Waarom het leven sneller gaat als je ouder wordt (7e druk)*. Kevelaer: Bercker.

Draak, M. den (2010). *Oudere thuisbewoners. Landelijk overzicht van de leefsituatie van ouderen in instellingen 2008/2009*. Den Haag: SCP.

Elias, N. (1985). *Een essay over tijd*. Amsterdam: Meulenhoff.

Klassen, K. J., & Rohleder, T. R. (1996). Scheduling outpatient appointments in a dynamic environment. *Jounal of Operations Management, 14*, 83–101.

Kluytmans, F. (red.). (1998). *Leerboek Personeelsmanagement* (3e druk). Heerlen: Open Universiteit.

Maurits, E. M., Veer, J. E. de, & Francke, A. L. (2012). *Werkdruk en werktevredenheid van belang voor kunnen doorwerken tot pensioen*. Utrecht: Nivel.

Veer, A. J. E. de, & Francke, A. L. (2009). *Morele dilemma's in het dageljks werk van verpleegkundigen en verzorgenden*. Utrecht: Nivel.

Veer, A. J. E. de, Spreeuwenberg, P., & Francke, A. L. (2010). *De aantrekkelijkheid van het verpleegkundig en verzorgend beroep 2009*. Cijfers en trends. Utrecht: Nivel.

Verbeek, G. (2011a). *Zorg: een kwestie van tijd. Afstemming van zorgverlening en organisatie op tijdsperspectieven van cliënten*. Maarssen: Elsevier Gezondheidszorg.

Verbeek, G. (2011b). *Wat doe ik met mijn tijd? Een persoonlijk tijdplan voor mensen die dagelijks zorg gebruiken*. Utrecht: LOC/Artemea.

Verbeek, G., & Boekholdt, M. (2001c). Ieder zijn tijd. *Zorgvisie magazine*, december 2012, 12.

Verbeek, G. (2012). Tijdsdruk op de werkvloer, stop de stress in de zorg. *Tijdschrift Voor Verzorging*, juni 2012, 10–15.

Verbeek, G. (2013). *Tijdwijzer Zorg, Hoe werken we (beter) met onze tijd?* Utrecht: Artemea.

Verbeek, G. (2014a). *Praktijkprofiel tijd voor zorg, zorg voor tijd*. Utrecht: V&VN.

Verbeek, G. (2014b). *Vaardig omgaan met tijd voor zorg. Handleiding voor zorgpraktijk en onderwijs*. Utrecht: V&VN.

Voort, M. R. van der, & Benders, J. (2012). *Lean in de zorg. De praktijk van continu verbeteren*. Den Haag: Boom Lemma.

V&VN. (2012). *Beroepsprofiel Zorgkundige*. Utrecht: V&VN.

Whipp, R., Adam, B., & Sabelis, I. (2002). *Making Time. Time and Management in Modern Organizations*. Oxford: Oxford University Press.

Womack, J. R., Jones, D. T., & Roos, D. (1991). *The Machine that changed the world*. New York: HarperPerennial.

Youngson, R. (2014). *Time to care. Hoe je van je werk en je patiënten kunt houden*. Houten: Bohn Stafleu Van Loghum.

Printed in the United States
by Baker & Taylor Publisher Services